Inhalt

W0054922

Charles B. Inlander / Cynthia K. Moran

77 mal
Schnupfen
und Grippe
besiegen

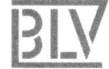

Einleitung

*W*enn man bedenkt, welche enormen Fortschritte die Medizin im 20. Jahrhundert gemacht hat, dann ist es kaum zu glauben, daß Schnupfen und Grippe immer noch nicht ausgerottet sind. Allein in den Vereinigten Staaten werden jährlich über eine Billion Dollar für die Gesundheitsfürsorge ausgegeben, und trotzdem bekommt im Durchschnitt jeder Amerikaner in demselben Zeitraum mindestens zweimal einen Schnupfen. Und Millionen erwischt ein- oder zweimal jährlich die Grippe. Statistisch betrachtet sieht es bei uns recht ähnlich aus.

Wie Sie in unserem Buch »77 mal Schnupfen und Grippe besiegen« erfahren werden, sind beides relativ komplizierte Erkrankungen, gegen die die Medizin bis heute relativ machtlos ist. Wir wissen aber einiges darüber, wie man das Risiko verringern kann, sich mit Schnupfen oder Grippe anzustecken, und vor allem, wie sich die quälenden Begleiterscheinungen lindern lassen.

Und genau das hat die *People's Medical Society* dazu veranlaßt, dieses Buch herauszubringen. Als der größte gemeinnützige Verein für Gesundheitsberatung in Amerika wollen wir Ihnen vor allem Informationen in die Hand geben, die

Ihnen helfen, in gesundheitlichen und medizinischen Fragen wohlüberlegte Entscheidungen zu treffen.

»77 mal Schnupfen und Grippe besiegen« liefert Ihnen in Form von einfachen, leicht zu lesenden Tips aktuelle Informationen, die dem neuesten medizinischen Kenntnisstand entsprechen. Während also die Forscher weiterhin nach der hundertprozentigen Lösung suchen, können Sie selbst eine ganze Menge zur Vorbeugung und Linderung der zwei ältesten Leiden der Menschheit tun.

Charles B. Inlander,
Präsident der People's Medical Society

1. Zum besseren Verständnis von Schnupfen und Grippe

Sie sind, zumindest seit Beginn der Geschichtsschreibung, ein dunkles Geheimnis für uns Menschen, diese beiden Erkrankungen, die wir Schnupfen und Grippe nennen.

Die Völker der Antike kannten den Schnupfen als *katarrhein*, was im Griechischen soviel wie »hinabfließen« bedeutet. Wir verstehen heute unter *Katarrh* eine Entzündung der Schleimhäute in Nase und Hals. Im vergangenen Jahrhundert jedoch dachte man bei »Schnupfen« sofort an Großbritannien, weil man es auf das kalte, feuchte englische Wetter schob, wenn wieder einmal die Nase verstopft war – man sich eben »erkältet« hatte.

Der medizinische Begriff *Influenza* stammt aus dem Italien des 14. Jahrhunderts, wo man das plötzliche Auftreten von

Erkältungen, Fieber und Husten bei den erdgebundenen Menschen auf die »Influenz«, also den Einfluß einer außergewöhnlichen Planetenkonstellation zurückführte. Einige Jahrhunderte später, während der in ganz Europa wütenden Grippe-Epidemie von 1743, fand der Begriff Influenza durch des Lateinischen mächtige Schreiber Eingang in die Geschichtsbücher.

Erst im Jahr 1954 konnten Forscher die Viren identifizieren, die Schnupfen und Grippe verursachen. Und es werden immer wieder neue Stämme dieser Erreger entdeckt. Bislang kennen wir über 200 Viren aus 20 verschiedenen Virusfamilien. Auch 1994 hat sich die Zahl der identifizierten Erreger erhöht, und uns läuft die Nase immer noch.

Wir wissen, daß Schnupfen und Grippe durch Viren verursacht werden. Wir wissen auch, daß es gegen beides kein Patentrezept gibt. Wenn Sie also entschlossen sind, den Kampf gegen die Viren aufzunehmen – oder zumindest die unangenehmen Begleiterscheinungen möglichst zu reduzieren, wenn es Sie schon erwischt haben sollte –, sollten Sie die Antworten auf die folgenden Fragen kennen.

Was ist der Unterschied zwischen Viren und Bakterien?

Viren und Bakterien gehören zu den kleinsten mikroskopisch erkennbaren Organismen. Bakterien, die keine Erkältung oder Grippe verursachen, wohl aber Sekundärerkrankungen auslösen können, sind vor Jahrmillionen in den Ozeanen entstanden. Sie gehören zu den einfachsten und ältesten einzelligen Lebewesen, die wir kennen. Sie sind überall in unserer Umwelt, in den Meeren, Seen und anderen feuchten Milieus zu finden. Manche Bakterien sind gut und nützlich, zum Beispiel die im Blauschimmelkäse und im Penicillin, andere sind schädlich – sprich pathogen –, lassen uns also krank werden. Bakterien vermehren sich sehr schnell durch einfache Zellteilung, wobei sich eine Zelle in zwei teilt, dann wieder in zwei, und so fort.

Viren sind viel kleiner. Diese mit dem normalen Mikroskop nicht mehr sichtbaren Organismen sind zwischen halb und ein Tausendstel so groß wie die kleinste Bakterie. Gut für den Menschen ist keines der Viren. Alle Viren verursachen Krankheiten, darunter auch Erkältung und Grippe. Ein Virus ist ein Parasit, der sich nicht allein fortpflanzen kann: Es dringt in eine Wirtszelle ein und »beschlagnahmt« deren genetisches Material, indem es die Molekularstruktur der Wirtszelle aufbricht und sich mit ihr verbindet. Bei diesem Vermehrungsprozeß wird die Wirtszelle von dem Virus zerstört.

Alle Viren und Bakterien vermehren sich ungeheuer schnell. Unter idealen Bedingungen kann sich eine Bakterie alle 20 Minuten teilen, was bedeutet, daß sie innerhalb von 24 Stunden 16 Millionen »Nachkommen« haben kann. Viren reproduzieren sich genauso schnell. Wenn Sie sich mit einer bakteriellen oder Virusinfektion herumschlagen, ist die Zeit also *nicht* auf Ihrer Seite. Deshalb ist es wichtig zu wissen, welche Symptome solche bakteriellen und Virusinvasionen auslösen, so daß Sie Ihre Infektionen auch richtig behandeln können.

Anders als bestimmte Allergien sind weder Viren noch Bakterien an eine Jahreszeit gebunden. Beide können Fieber verursachen. Eine bakterielle Infektion unterscheidet sich von einer virusbedingten dadurch, daß bei der ersteren nur *ein* markantes Symptom auftritt, zum Beispiel Husten mit Auswurf, Ohren- oder Nebenhöhlenschmerzen. Typisch für die

Viruserkrankung hingegen ist eine Mehrfachsymptomatik, also etwa eine laufende Nase, Kopf- und Gliederschmerzen, Schwindelgefühle, trockener Husten und Heiserkeit. Mit Antibiotika lassen sich Bakterien bekämpfen, gegen Viren sind sie jedoch machtlos.

Wie machen Viren und Bakterien mich krank?

Bakterien produzieren Giftstoffe, die Ihre Körperzellen schädigen. Wenn sie sich schnell genug vermehren, setzen sie Ihre Immunreaktion außer Kraft, und Sie werden krank. Viren machen Sie auf verschiedene Weise krank. Ist ein Virus in Ihren Körper eingedrungen, reagiert Ihr Immunsystem entweder symptomatisch (mit Husten oder Halsentzündung) oder mit einem Krankheitsprozeß (der Produktion von Antikörpern, die sich an die Erreger anbinden und sie auf dem Weg durch den Körper bekämpfen). Viren können lebenswichtige Organe, in die sie eindringen, schädigen oder zerstören. Sie können auch Krebs verursachen, indem sie die Genstruktur einiger Ihrer Gene verändern (eine Mutation auslösen). Und schließlich kann eine Virusinvasion Ihr Immunsystem derart schwächen, daß Sie anfälliger werden für andere Infektionskrankheiten, die Ihr Körper dann nicht gleichzeitig bekämpfen kann.

Bakterien und Viren können auf dem gleichen Weg in den Körper eindringen, nämlich durch direkten Kontakt mit einem Teil Ihres Atmungssystems. Bakterien sind allerdings flexibler als Viren und können auch über die Nahrung, den Urogenitaltrakt oder andere Öffnungen der Haut, zum Beispiel auch über offene Wunden, in den Körper gelangen. Wenn Bakterien in den Körper eindringen, setzen sie sich auf oder nahe der Haut fest, wo es warm und feucht ist und sie Sauerstoff bekommen, denn diese Bedingungen brauchen sie, um sich vermehren zu können. Auch Viren bleiben meistens nahe bei der Stelle, wo sie in den Körper eindringen. Manche Viren, darunter auch die, die Erkältung und Grippe verursachen, lösen recht schnell Symptome aus, während andere – wie zum Beispiel das AIDS-Virus – monate- oder jahrelang inaktiv bleiben können, ehe es zu einer Erkrankung kommt.

Warum sind so viele Virusinfektionen wie Schnupfen und Grippe nicht heilbar?

Ein Virus ist ein Parasit, der in eine Wirtszelle eindringt und zu einem Bestandteil ihrer Zellstruktur wird. Es hat den Wissenschaftlern große Schwierigkeiten bereitet, eine medizinische Behandlung zu finden, bei der zwar das Virus, aber nicht die Wirtszelle abgetötet wird. Einige der erfolgreicheren Virostatika, wie zum Beispiel der Polio-Impfstoff und Amantadin, blockieren das Virus, das sie angreifen, hindern es also an der weiteren Vermehrung, statt es abzutöten.

Bei Bakterien hingegen ist es möglich, Präparate zu entwickeln, die den Bakterienstamm direkt angreifen und abtöten. Andere Typen von Antibiotika verhindern die Vermehrung des Eindringlings. Wenn ein Impfstoff oder ein anderes Präparat ein Bakterium oder Virus erfolgreich blockiert, kann Ihr Immunsystem die eindringenden Erreger unschädlich machen und die Krankheitskeime aus dem Körper ausscheiden. Die enorm große Zahl an Viren, die alle mutieren können – also ihre Genstruktur verändern –, macht es praktisch unmöglich, eine virusspezifische Behandlung zu finden. Die medizinische Forschung macht zwar große Fortschritte bei der Entwicklung eines Virostatikums, das eine ganze Gruppe von Viren lahmlegen kann, aber bis es verfügbar ist, müssen Sie sich im Prinzip auf Ihr Immunsystem verlassen, um solche Erreger wieder loszuwerden.

Worin unterscheiden sich Grippe und Schnupfen?

Grippe und Schnupfen werden beide von Viren verursacht. Aus der Vielfalt der Schnupfen- und Grippeviren erklärt sich, wieso manche Erkältungen oder Grippeformen länger dauern oder leichter verlaufen oder aber von mehr Symptomen begleitet sind als andere. Von den 20 bislang identifizierten großen Virusfamilien sind es vor allem fünf bestimmte, die Schnupfen verursachen. Drei andere Virusfamilien sind für Grippe verantwortlich – sie werden als A-, B- oder C-Stämme bzw. -Typen bezeichnet.

Die Grippe vom Typ B und Typ C hat bei Erwachsenen in der Regel einen leichten Krankheitsverlauf: Beide können mit einer heftigen Erkältung verwechselt werden. Wenn jemand eine Grippe vom Typ C hat, wird er lebenslang immun dagegen, so daß diese Grippeform bei demselben Menschen nur sehr selten erneut auftritt. (Kleinkinder sind besonders anfällig für die Grippe vom Typ C, und es kommt bei ihnen oft zu einem sehr schweren Krankheitsverlauf.)

Das Typ-A-Grippevirus ist hinsichtlich seiner Mutationsmöglichkeiten das am wenigsten beständige. Da es seine Genstruktur so schnell ändern kann, gibt es keine umfassende oder länger anhaltende Immunität dagegen. Deshalb sind die Virusstämme vom Typ A – die schwerere Symptome als bei

Ist es eine Erkältung oder eine Grippe?

SYMPTOME	ERKÄLTUNG	GRIPPE
Fieber	selten	Merkmale: 3–4 Tage hohes Fieber (38,8 °–40 °C und mehr)
Kopfschmerzen	selten	typisch
Gliederschmerzen	leichte	häufig; oft starke
Abgeschlagenheit Schwäche	wenig	kann 2–3 Wochen anhalten
Extreme Erschöpfung	nie	früh und sehr typisch
Verstopfte Nase	häufig	manchmal
Niesen	häufig	manchmal
Halsentzündung	häufig	manchmal
Brustschmerzen, Husten	leicht bis mittelschwer; Reizhusten	häufig; kann sehr schlimm werden

Quelle: National Institutes of Health

einer Erkältung auslösen (höheres Fieber, extreme Abge-schlagenheit und Katarrh aller Atemwege) – diejenigen, die für Epidemien und Seuchen verantwortlich sind.
Die meisten Erkältungen werden von Erregern aus einer von fünf Virusfamilien verursacht, davon allerdings allein fast die Hälfte von Rhinoviren. Diese Viren sind so klein, daß es den Wissenschaftlern erst Ende der 80er Jahre gelungen ist, sie sichtbar zu machen.

Die häufigsten Schnupfenviren

VIRUSFAMILIE	ERKRANKUNGEN IN PROZENT	JAHRESZEIT
Rhinovirus	40 und mehr	Frühjahr bis Herbst
Coronavirus	10-20	die kältesten Monate in Winter und Frühjahr
Adenovirus	10	die kälteren Monate
Enterovirus	5-10	Frühjahr bis Herbst (Höhepunkt: Sommer und Herbst)
RS-Virus & Parainfluenza-Virus	5-10 bei Erwachsenen	Herbst bis Frühjahr

TYPISCHE MERKMALE
Verschleimung der Nase und Atemwege; kein Fieber; Dauer eine Woche oder mehr; Übertragung durch direkten Kontakt; über 120 Viren in der Familie.
Niesen, laufende Nase; Dauer in leichten Fällen 2 Tage, teilweise aber auch 6-7; Virus wird vom Immunsystem nicht erkannt, kann sich also neu festsetzen; fäkale/orale Verbreitung; bei Kindern Gefahr einer Lungenentzündung; signifikante Wiedererkrankung in 2-Jahres-Intervallen; Tröpfcheninfektion (Niesen, Husten); 13 bekannte Viren in der Familie.
Fieber, Halsentzündung mit gelblichen Punkten auf den Mandeln (dieses Virus siedelt sich in den Adenoiden, also den Wucherungen der Rachenmandeln an, daher der Name); Bindehautentzündung; mehrere Stämme verursachen Gastroenteritis (»Darmgrippe«); 3 Typen sind für 5% aller Erkältungen verantwortlich; fäkale/orale Verbreitung; Viren sind nur 4 Tage übertragbar; besonders gefährdet sind Kinder; 40 bekannte Viren in der Familie.
Fieber, laufende Nase, Halsentzündung; möglicherweise Durchfall; manche Viren siedeln sich im Verdauungstrakt an; einige Untergruppen verursachen Erkältungen: ECHO-Viren (verschiedene Übertragungswege), Coxsackie-Virus (Tröpfcheninfektion); verursacht auch die sogenannte »Sommergrippe«; gefährliche Komplikationen wie Entzündungen in Herzmuskel, Lunge, Gehirn; Viren aus dieser Familie rufen auch Polio hervor; mit 7-14 Tagen längste Inkubationszeit aller Virusfamilien; über 125 bekannte Viren in der Familie.
Leichter Verlauf bei Erwachsenen; Dauer 5 Tage bis 1 Woche; Immunität hält ein Jahr an; Inkubationszeit bei Erwachsenen 3-6 Tage, keine Ansteckungsgefahr mehr nach 8-10 Tagen; Übertragung durch Tröpfcheninfektion und direkten Kontakt; Ribavirin® ist ein wirksames Medikament gegen Viren dieser Familie; 4 bekannte Viren in der Familie.

Ein Schnupfen oder eine Erkältung ist eine Infektion der oberen Atemwege, das heißt, er beschränkt sich auf Nase, Hals und die umliegenden Luftwege. Bei den meisten Erkältungen treten kein Fieber, Schüttelfrost oder die schwereren Symptome auf, die mit einer Grippe einhergehen.

Eine Grippe, insbesondere vom Typ A, hat fast immer einen schwereren Krankheitsverlauf als eine Erkältung. Die charakteristischen Unterscheidungsmerkmale sind, daß die Grippe ganz plötzlich auftritt und sich im allgemeinen durch hohes Fieber und Schüttelfrost ankündigt.

Beiden gemeinsam sind die Symptome Abgeschlagenheit, Husten und eine verstopfte Nase. Eine Grippe ist im Normalfall innerhalb etwa einer Woche vorbei (allerdings können eine gewisse Schwäche, Energiemangel und körperliche Beeinträchtigung nach Abklingen der meisten Symptome noch einige Wochen anhalten). Von einer Erkältung erholt man sich im allgemeinen schneller.

Gibt es eine Zeit, in der man sich besonders leicht eine Erkältung oder Grippe holt? Wie lang dauert die jeweilige Erkrankung? Wie lang ist man ansteckend?

In den gemäßigten Klimazonen, wo Erkältungskrankheiten am häufigsten auftreten, ist der Höhepunkt der Schnupfen- und Grippesaison in den kälteren Monaten, also von November bis Februar. Das kalte Wetter an sich ist aber weniger das Problem, meinen die Wissenschaftler; vielmehr liegt es daran, daß sich die meisten von uns dann wegen des

schlechten Wetters lange Zeit in geschlossenen Räumen aufhalten. Damit sind wir aber viel der Zentralheizung ausgesetzt, die bekanntermaßen die Schleimhäute austrocknet, die
erste Verteidigungslinie gegen Viren. Kleinere oder größere
Gruppen von Menschen treffen häufiger bei kaltem Wetter in
Räumen aufeinander, in denen die Luft nicht zirkuliert und
der direkte Kontakt mit Krankheitskeimen erheblich erleichert
wird.

Nicht alle Schnupfenviren schlagen bei kaltem Wetter zu.
Eine Familie des Schnupfenvirus fühlt sich im Sommer besonders wohl und bringt uns die »Sommergrippe«. Diese sogenannte Adenovirus-Erkältung ist eine entfernte Verwandte
der Kinderlähmung. (Bis zu ihrer Ausrottung durch die Polio-
Schutzimpfung in den 50er Jahren traten die meisten Fälle
von Kinderlähmung im Sommer auf.)

Warum sind Durchfall und Erbrechen nicht auch als Grippesymptome aufgeführt?

Grippe ist prinzipiell eine Infektion der Atemwege, nicht des
Magen-Darm-Trakts. Für die sogenannte Darm-»Grippe« ist
ein Virusstamm verantwortlich, der ohne Vorwarnung wie
eine Bombe einschlägt und Übelkeit, Erbrechen und Durchfall verursacht. Er gehört nicht zu den Grippeviren vom Typ A,
B oder C, sondern ist ein Mitglied der Gattung Rotavirus. Die
Symptome ähneln so sehr denen verschiedener bakterieller
Infektionen, darunter einigen Formen der Lebensmittelvergif-
tung, daß die Betroffenen ihre Erkrankung oft falsch diagno-
stizieren.

Gastroenteritis – eine Entzündung des Magen-Darm-Trakts – ist die genauere Bezeichnung für die Erkrankung, die dieser aggressive, kurzlebige Erreger auslöst. Sie spricht gut auf Bismutsalicylat an, das in der Apotheke z. B. als Bismofalk® oder Jatrox® erhältlich ist. Da es erfolgreich gegen die bakterielle wie die virusbedingte Form der Erkrankung eingesetzt wird, spricht man hier von einem mikrobentötenden Mittel. Wegen des starken Entwässerungseffekts kann die Gastroenteritis vor allem für Kleinkinder und alte, gebrechliche Menschen sehr gefährlich werden.

Warum bekomme ich Fieber und Schüttelfrost, wenn ich Grippe habe?

Wir dachten bisher doch immer, daß Fieber und Schüttelfrost bei einer Grippe einfach mit den Krankheitserregern kommen und daß Fieber, also die Erhöhung der normalen Körpertemperatur, durch die Infektion ausgelöst wird, gegen die der Körper ankämpft. Inzwischen ist die Forschung aber der Ansicht, daß Fieber und Schüttelfrost nicht durch eindringende Viren verursacht werden; vielmehr sind es von unserem Immunsystem erzeugte Symptome, wenn es ein Virus zu blockieren oder abzutöten versucht.

Die Forscher haben aus ihren Studien zum Immunsystem gefolgert, daß Fieber bei der Bekämpfung eindringender Viren in mehrerer Hinsicht eine entscheidende Rolle spielt. Erstens gedeihen Viren am besten bei 30 °C, also einer kühleren Umgebung, als sie die normale Körpertemperatur bietet. Die durch ein Fieber noch wärmere Umgebung macht es den Viren sehr schwer, sich zu reproduzieren beziehungsweise überhaupt zu überleben. Zweitens ist die Immunreaktion des

Körpers ein komplexes, das ganze System einbeziehendes Notfallprogramm, das die verschiedensten Lymphzellen zur Bildung von Antikörpern anregt, die die eindringenden Krankheitserreger attackieren oder abtöten. Neueste Untersuchungen haben ergeben, daß diese Antikörper in einer wärmeren Umgebung wesentlich effizienter arbeiten.

Warum fühle ich mich so elend, wenn ich Schnupfen oder Grippe habe?

Wie Fieber und Schüttelfrost, hat man auch Erschöpfung und Appetitlosigkeit früher als nichtfunktionelle Nebenwirkungen des Schnupfen- oder Grippevirus angesehen. Da die Forschung die verborgenen Abläufe des Immunsystems immer mehr enträtselt, wissen wir heute, daß der Körper mit diesem Sich-elend-Fühlen alle Funktionen bis auf die lebenswichtigen drosselt, damit alle verfügbare Energie für den Kampf gegen die eindringenden Viren eingesetzt werden kann.

Neueste Untersuchungen zeigen, daß Interleukine genannte Antikörper auch die Freisetzung von Hormonen anregen, die verhindern, daß der Körper Fette und Zucker wie üblich speichert – Substanzen, aus denen er Energie gewinnt. Damit stehen dem Körper seine Energiequellen unmittelbar zur Unterstützung der Immunreaktion zur Verfügung. Daß vorübergehend keine Energie mehr gespeichert und dabei gleichzeitig die Immunreaktion aufrechterhalten wird, zehrt natürlich an Ihrer Kraft und trägt damit zu der Erschöpfung bei, die eine Erkältung oder Grippe begleitet.

Es ist Ihnen sicher schon aufgefallen, daß die Muskeln, wenn Sie erkältet sind oder eine Grippe haben, besonders schmerzempfindlich zu sein scheinen. Auch dieses Herabset-

zen der Schmerzschwelle wird dem Immunsystem zuge-
schrieben. Selbst wenn Ihre Gelenke normalerweise nicht
schmerzen – sie tun es, wenn Ihre Immunreaktion auf Hoch-
touren läuft. Wissenschaftler vermuten, daß auch dieses Symptom dafür sorgen soll, daß Sie etwas langsamer machen
und sich Ihre Energie für den erfolgreichen Kampf gegen die
Viren aufsparen.

Warum spricht man in Zusammenhang mit Erkältung und Grippe so oft von der Gefahr einer Lungenentzündung? Wird sie nicht durch Bakterien verursacht?

Die Lungenentzündung oder Pneumonie, genauer die Entzündung der Bronchien und Alveolarsäckchen der Lunge,
wird entweder durch Bakterien oder Viren hervorgerufen.
Beide Formen sind gefährlich und potentiell lebensbedrohlich, insbesondere bei Kleinkindern, bei Menschen über 65
oder solchen mit einer chronischen Erkrankung des Herzens,
der Lunge oder anderer Organe, mit Diabetes oder einer
Störung des Immunsystems. Kommt es bei einer Erkältung
oder Grippe zusätzlich zu einer Lungenentzündung, spricht
man von einer Sekundärinfektion oder Komplikation. Eine
bakterielle Lungenentzündung erfordert immer eine ärztliche
Behandlung, die in der Regel aus einer zehn Tage bis zwei
Wochen dauernden Therapie mit einem Antibiotikum besteht, zum Beispiel Penicillin, dazu reichlich Flüssigkeit (kein
Alkohol!) und viel Ruhe.
Eine Lungenentzündung (vor allem die Viruspneumonie)
kann so schnell ausbrechen, daß sie manchmal mit einer Er-

kältung oder Grippe zusammenfällt. Die Viruspneumonie ist die gefährlichste Komplikation bei einer Erkältung oder Grippe, weil sie so schnell und ohne Vorwarnung ausbricht, sich rapide entwickelt und nicht von Bakterien verursacht wird, deshalb auch nicht auf Antibiotika anspricht. Eine rechtzeitige Behandlung ist hier ganz entscheidend und deshalb ist es wichtig, die klassischen Symptome beider Arten von Lungenentzündung zu kennen.

Bei mühsamer, beschleunigter oder pfeifender Atmung, bei Brustschmerzen (oder Atemnot), Ohnmachtsanfällen, Schüttelfrost oder einer schlimmen Halsentzündung zusammen mit extremer Erschöpfung oder Empfindlichkeit sollten Sie sofort einen Arzt aufsuchen.

Wichtige Anzeichen für eine bakterielle oder Viruspneumonie sind außerdem Fieber von mindestens 38,3 °C (insbesondere wenn es nicht innerhalb von zwei bis drei Tagen abklingt) und Husten. Oft läßt sich sogar nur aus der Art des Hustens schließen, ob es sich um eine bakterielle oder Viruserkrankung handelt: Wird dabei immer wieder übelriechender, grünlicher oder bräunlicher Schleim abgehustet, ist das häufig ein Hinweis auf eine bakterielle Lungenentzündung. Die Viruspneumonie ist zwar relativ selten, aber es kann Ihr Leben retten, wenn Sie wissen, daß *ein trockener Reizhusten, der gleichzeitig mit dem Fieber auftritt, oft der einzige Hinweis auf diese Erkrankung ist.*

Ein hochwirksames Virostatikum, nämlich Amantadin®, bringt gute Erfolge bei der Behandlung der Viruspneumonie, allerdings nur, wenn es in den ersten 20 Stunden nach Erkrankung verabreicht wird. Da es eine ganze Reihe von Nebenwirkungen haben kann, wird es nicht auf breiter Basis eingesetzt, sondern nur bei Patienten, bei denen die Krankheit lebensbedrohlich ist, vor allem also bei alten Menschen und chronisch Kranken. Eine einmalige Impfung kann vor einer Pneumokokkenpneumonie schützen (ist aber kein wirksamer Schutz gegen alle Formen der Lungenentzündung). Diese Schutzimpfung wird im allgemeinen für Menschen mit erhöhter Gefährdung empfohlen.

Welche anderen Komplikationen können bei Schnupfen und Grippe auftreten?

Man spricht bei Komplikationen oft auch von »Maskierern«, weil ihre Symptome die typischen Kennzeichen einer Lungenentzündung und/oder anderer Komplikationen teilweise überlagern. Es kann gut sein, daß Sie anfangs meinen, Sie hätten eine »hartnäckige Erkältung« oder »besonders schlimme Grippe«, und eigentlich ist es eine andere Komplikation. Als Faustregel gilt: Schnupfen- und Grippeviren haben sich nach einer Woche ziemlich ausgetobt. Wenn Sie eines der typischen Symptome einer bestimmten Sekundärinfektion bei sich feststellen oder länger als drei bis vier Tage Fieber haben, dann haben Sie wahrscheinlich mehr als nur einen Schnupfen oder die Grippe.

Es ist wichtig, daß Sie Komplikationen sich nicht allzu weit entwickeln lassen, bevor Sie zum Arzt gehen. (Oder wenn Sie wissen, daß Sie für eine bestimmte Sekundärinfektion besonderes anfällig sind, sollten Sie gut auf die ersten Anzeichen einer Erkrankung achten, damit sie sofort behandelt werden kann.)

Neben der bakteriellen und Viruspneumonie sind dies die häufigsten Komplikationen bei Erkältung und Grippe:

- **Allergische Rhinitis (Heuschnupfen):** Wiederkehrende Entzündung und Reizung der Nasenschleimhaut und der oberen Atemwege infolge einer Allergie – einer Reaktion des Körpers gegen das Eindringen einer fremden Substanz, die er als bedrohlich wahrnimmt. Heuschnupfen wird in der Regel durch das Einatmen in der Luft befindlicher Teilchen verursacht, die ein Allergen transportieren. Heuschnupfen tritt nicht immer gemeinsam mit oder nach einer Erkältung oder Grippe auf; er ist auch eine eigenständige Erkrankung.
- **Asthma:** Eine Krankheit der Atmungsorgane, bei der sich die mittleren und kleinen Atemwege im Kopf- und Brustbereich verengen und Atemschwierigkeiten verursachen.
- **Bronchitis:** Entzündung der Atemwege im Hals- und Brustbereich.
- **Ohrenschmerzen:** Bakterielle (oder manchmal auch Virus-)Infektion, in der Regel des Mittelohrs, sehr häufig bei Kindern bis zu drei Jahren; diese Infektion kann zu Gehörverlust und anderen Problemen führen, wenn sie nicht behandelt wird.
- **Laryngitis:** Entzündung des Kehlkopfes, des Larynx.
- **Meningitis:** Schwere (bakterielle oder Virus-) Infektion der Hirn- und Rückenmarkhäute; kann tödlich verlaufen.
- **Pharyngitis:** Entzündung des Rachens, »Rachenkatarrh«.
- **Sinusitis:** Entzündung einer oder mehrerer Nebenhöhlen im Gesichts- und Kopfbereich.
- **Streptokokken-Angina:** Durch Streptokokken-Bakterien verursachte Infektion des Rachens (manchmal auch der Rachen- und Gaumenmandeln); kann nur durch eine kulturelle Untersuchung des Rachenabstrichs eindeutig diagnostiziert werden; bei Komplikationen können auch Scharlach und Nierenprobleme auftreten.

Komplikationen mit Symptomen, die eine

KOMPLIKATIONEN	KENNZEICHEN EINER LUNGENENTZÜNDUNG	MINDESTENS 38,3 °C FIEBER FÜR 3 TAGE UND MEHR, MIT SCHÜTTELFROST	HUSTEN MIT ÜBELRIECHENDEM, BRAUNEM ODER GRÜNEM AUSWURF	TROCKENER REIZHUSTEN	STARKE BRUSTSCHMERZEN BEIM ATMEN; ENGEGEFÜHL; ATEMNOT	
ALLERGISCHE RHINITIS					X	
ASTHMA				X	X	
BRONCHITIS		X	X		X	
OHRENSCHMERZEN		X				
LARYNGITIS		X		X		
MENINGITIS		X				
SINUSITIS		X	X			
STREPTOKOKKEN-ANGINA		X	X		X	

Lungenentzündung maskieren können

SCHLUCKSCHWIERIGKEITEN	VÖLLIGE APPETITLOSIGKEIT FÜR LÄNGER ALS EIN PAAR TAGE	VÖLLIGE ERSCHÖPFUNG, APATHIE	STARKE HALSSCHMERZEN	SCHNUPFENSYMPTOME, DIE NICHT BESSER WERDEN; KOPF- UND GLIEDERSCHMERZEN; LAUFENDE NASE	UNTERSCHEIDUNGSMERKMALE
		X		X	Ohrenschmerzen, Augentränen, saisonabhängig
		X		X	Hartnäckiger Husten
	X			X	
X	X		X	X	Möglicher Gehörverlust, Ohrenschmerzen
				X	Heiserkeit mit Beginn des Schnupfens
	X			X	Hohes Fieber, steifer Hals, besonders bei Kindern
X	X	X		X	Gelbliches Nasensekret, Zahnschmerzen
X	X	X	X	X	Schüttelfrost, Schwindel, rote Flecken auf der Haut, eitrige Mandeln

☞ Als Streptokokken der Gruppe A – sie sind nach Aussage der amerikanischen Seuchenbekämpfungsbehörde selten – im Frühjahr 1994 Schlagzeilen machten, war häufig die Rede von »tödlichen Fleischfresser-Bakterien« und dem »Killervirus«, weil das Bakterienvirus die Muskeln der Opfer zerstörte und die Menschen entweder starben oder ihnen innerhalb weniger Stunden oder Tage nach der Infektion Gliedmaßen amputiert werden mußten.

Eine Infektion mit Streptokokken der Gruppe A hat zwar mit der Streptokokken-Angina zu tun, stellt sich anfänglich aber nicht als solche dar. Streptokokken der Gruppe A infizieren in der Regel eine Wunde oder treten im Anschluß an eine Halsinfektion auf. Dr. Dennis L. Stevens von der Universität Washington in Seattle erläutert: »Wenn Sie irgendein Trauma haben, eine Quetschung oder Verletzung, und Fieber bekommen, sollten Sie immer daran denken, daß Sie eine Infektion haben könnten.« Sie sollten dann auf jeden Fall einen Arzt aufsuchen. Charakteristisch für eine Infektion mit Streptokokken der Gruppe A sind, so die Ärzte, *zunehmender* Schmerz, starke Erwärmung und Rötung der Stelle, wo ein operativer Eingriff erfolgt ist beziehungsweise Sie eine Verletzung haben.

Da Sie jetzt wissen, wie sich Erkältung und Grippe definieren, wollen wir uns anschauen, was Sie tun können, damit Sie erst überhaupt nicht krank werden.

2. Tips zur Vorbeugung

Da es gegen Schnupfen oder Grippe bislang kein Patentrezept gibt, muß eine möglichst gute Vorbeugung Ihr oberstes Ziel sein. Ein gestärkter Körper wird nicht nur eine Erkältung oder Grippe abwehren, vielmehr werden entsprechend vorbeugende und immunisierende Maßnahmen Ihrer Gesundheit ganz allgemein zugute kommen.

Daß Sie Verantwortung für Ihr eigenes Wohlbefinden übernehmen, ist einer der wichtigsten Grundsätze der ganzheitlichen Sicht vom gesunden Menschen. Viele Methoden zur Vorbeugung sind letzten Endes nicht anderes als das, was der gesunde Menschenverstand zum Thema Gesundheit weiß. Die Einheit von Körper und Seele, seit Jahrhunderten eines der Grundprinzipien der östlichen Philosophien, findet heute auch in unserer Medizin zunehmend Beachtung. Wissenschaftler und Ärzte sehen immer öfter bestätigt, daß die Seele einen tiefgreifenden Einfluß auf den Körper hat. Es häufen sich die Beweise dafür, daß gerade solche Menschen ein starkes Immunsystem haben, die gelernt haben, ihr Leben harmonisch und relativ streßfrei zu gestalten. Diese

Balance zu finden erfordert einige Planung und Arbeit, aber das wird sich schnell einspielen, sobald Ihnen diese Balance ein echtes Anliegen ist. Hier nun einige spezielle Strategien, nach denen Sie sich richten sollten:

Hygiene

1 *Waschen Sie sich die Hände.*

Waschen Sie sich tagsüber öfter einmal die Hände, am besten mit einer desinfizierenden, antibakteriellen Seife (zum Beispiel Arztseife). Aber: Wenn keine Seife zur Hand ist, ist es immer noch besser, Sie waschen sich die Hände unter fließendem warmem Wasser als überhaupt nicht. Und wenn Sie mit kranken Menschen zusammen sind, ruhig ein paar Mal öfter.

Die meisten Schnupfen- und Grippeviren werden durch direkten Kontakt und durch »Selbstinfektion« übertragen – d. h. Sie machen sich selbst krank, indem Sie ein Objekt oder einen Menschen anfassen, die Virusträger sind, und dann Ihre Augen, die Nase oder den Mund, ohne sich vorher die Hände zu waschen. Mehr braucht es nicht, das ist eindeutig nachgewiesen. Wenn an Erkältung oder Grippe erkrankte Menschen mit unreinen Händen (weil sie mit dem eigenen Schleim oder Auswurf in Berührung gekommen sind) Telefone, Kugelschreiber, Lichtschalter, Trinkgläser, Computertastaturen oder andere Dinge berühren, können die Keime, die sie dort hinterlassen, noch stundenlang überleben, in manchen Fällen sogar einige Wochen, und werden dann von dem nächsten aufgenommen, der das betreffende Objekt anfaßt.

2 *Halten Sie sich beim Husten oder Niesen nicht die Hand vor.*

Bakterien und Viren setzen sich an Ihren bloßen Händen fest, und Sie geben dadurch Ihre eigenen Krankheitskeime an andere weiter, wenn Sie beim Husten oder Niesen die Hand vorhalten. (Experten gehen heute eher davon aus, daß die meisten Erkältungskrankheiten durch direkten Kontakt übertragen werden; eine Gruppe von Medizinern vertritt jedoch vehement die aerogene Übertragung – also mit der Luft als Transportmittel, die sogenannte Tröpfcheninfektion – von Schnupfen und Grippe, weil sie meinen, daß sich die Viren auch über die durch Niesen und Husten verseuchten Luftpartikel verbreiten.)

Sie müssen ja nicht so unhöflich sein und anderen direkt ins Gesicht niesen oder husten. Wenn Sie spüren, daß es gleich losgeht, brauchen Sie nur den Kopf wegzudrehen oder nach unten zu schauen, während Sie Ihre Keime in die Luft prusten. Wenn Sie trotzdem instinktiv immer die Hand vorhalten, sollten Sie dazu ein Papiertaschentuch nehmen, es anschließend sofort wegwerfen und sich die Hände waschen.

3 *Entsorgen Sie Ihre Stofftaschentücher.*

Diese feinen Taschentücher mit Monogramm mögen ja eine schöne Familientradition sein, sie jedoch zu benützen ist der sicherste Weg, um die private Schnupfen- und Grippesaison zu eröffnen. Es sind ziemlich unappetitliche Keimträger, denn die Schnupfen- und Grippeviren fühlen sich in der dunklen und feuchten Umgebung, wenn Sie das gebrauchte Taschentuch wieder verstaut haben, besonders wohl. Steigen Sie lieber auf Papiertaschentücher um, die Sie nach Gebrauch sofort wegwerfen. Und waschen Sie sich die Hände, wenn Sie sich die Nase geputzt haben.

4 Hände weg vom Gesicht.

Schnupfen- und Grippeviren dringen über Augen, Nase und Mund in den Körper ein. Sich mit keimstrotzenden Händen ins Gesicht zu fassen ist der Weg, wie sich vor allem Kinder mit Schnupfen oder Grippe anstecken. Und bei Erwachsenen läuft es genauso, auch wenn sie die ganze Zeit meinen, sie würden ihr Gesicht nicht berühren.

Ein mit Erkältungskrankheiten befaßter Forscher der Universität von Wisconsin hat eine beachtenswerte Studie dazu durchgeführt, wie Schnupfenerreger sich verbreiten und in diesem Zusammenhang eine Gruppe von Erwachsenen beobachtet, die sich in einem Raum mit von Schnupfen- und Grippeviren verseuchten Objekten aufhielten. Er stellte fest, daß sich jeder der Testpersonen durchschnittlich 15mal pro Stunde oder öfter irgendwo im Gesicht berührte, in der Regel ohne sich dessen bewußt zu sein. Von diesen Probanden wurden fast alle krank, während bei einer ähnlichen Studie, wo man den Teilnehmern eine Art Oberkörperverband anlegte, damit sie sich nicht mit den Händen ins Gesicht fassen konnten, wesentlich weniger eine Erkältung bekamen.

5 Verwenden Sie Desinfektionsmittel, zu Hause und im Büro.

Gehen Sie zum Angriff gegen die Keime über, die Ihnen andere Leute anschleppen. Seien Sie besonders wachsam in den Wintermonaten, wo Schnupfen und Grippe Hochsaison haben. Wischen Sie regelmäßig alle Sachen im Haushalt und im Büro ab, die häufig angefaßt werden – Telefon, Fernbedienung, Gerätschaften in der Küche oder auf dem Schreibtisch – oder die Sie gemeinsam mit einem schnupfen- oder grippegeplagten Freund oder Familienmitglied benützen. Nehmen Sie dazu Lysol®, Sagrotan® oder ein anderes Desinfektionsmittel, flüssig oder in Sprayform, das Sie in jedem Drogeriemarkt bekommen.

Und denken Sie daran, daß Sie nicht nur hinter den anderen herwischen: Sie selbst können sich an Ihren eigenen Keimen, die Sie zu Hause oder im Büro hinterlassen, immer wieder neu anstecken.

6 Benützen Sie im Bad Pappbecher.

Stürzen Sie sich ruhig mal in Unkosten, gerade in der Schnupfen- und Grippesaison, und legen Sie sich fürs Bad einen Vorrat an Pappbechern zu. Viren lieben das Bad und können einige Stunden und länger im Zahnputzbecher, auf der Zahnbürste und sogar auf Handtüchern überleben.

7 Machen Sie kein Zahnbürsten-Sharing.

Es wäre sogar eine gute Idee, die Zahnbürste wegzuwerfen, wenn Sie einen Schnupfen oder eine Grippe hinter sich haben, damit Sie sich nicht neu anstecken. Da Viren in dunkler, feuchtwarmer Umgebung besonders gut gedeihen, sind nasse Zahnbürsten im meist fensterlosen Bad ein bevorzugter Aufenthaltsort für Viren und ein idealer Nährboden für Bakterien. Feiern Sie doch das Ende Ihrer Erkältung oder Grippe mit einer neuen Zahnbürste!

8 Wechseln Sie oft die Handtücher, wenn jemand in der Familie Schnupfen oder Grippe hat.

Auf Handtüchern und Waschlappen – vor allem wenn sie feucht sind – fühlen sich Viren ebenso wohl wie auf Zahnbürsten. Verwenden Sie zum Waschen von benutzten Handtüchern ein Vollwaschmittel oder eines mit Bleichstoffen (sie wirken keimtötend), damit sie auch wirklich keimfrei werden.

9 Halten Sie das Krankenzimmer sauber und keimfrei.

Abgesehen davon, daß es auch für den Kranken wesentlich angenehmer ist (und er sich dann gleich ein ganzes Stück besser fühlt), können Sie sich selbst und andere vor einer Ansteckung mit Schnupfen- und Grippeerregern schützen, wenn Sie das Krankenzimmer möglichst sauber halten. Sie sollten deshalb:

- Bettwäsche einmal am Tag wechseln und waschen.
- Das Zimmer gut lüften, indem Sie regelmäßig Türen und Fenster öffnen.
- Oral oder anal verwendete Thermometer nach jedem Gebrauch gründlich mit Äthylalkohol abreiben.
- Alle Lampen- und Lichtschalter, Telefone, TV-Fernbedienung und alles, was der Kranke oder Besucher anfassen könnten, mit einem Desinfektionsmittel abwischen.
- Papierkörbe mit benutzten Taschentüchern öfter ausleeren. Verwenden Sie in der Zeit, wo jemand Schnupfen oder Grippe hat, am besten Plastikmüllbeutel. (Nehmen Sie ihn so heraus, daß Sie nicht mit dem keimversuchten Inhalt in Kontakt kommen.)

10 Sorgen Sie für genügend Luftfeuchtigkeit in der Wohnung.

Oft wird unterschätzt, wie wichtig die Luftfeuchtigkeit zur Abwehr von Erkältungskrankheiten ist. Es braucht eine ausreichende Luftfeuchtigkeit, damit die Schleimhäute richtig funktionieren können, die ja praktisch die Eingangstür zu den oberen Atemwegen sind.

Wenn ein Virus in die Nase eindringt, wird es von winzigen Flimmerhärchen, die auf der Schleimhaut sitzen, über die klebrige und schlüpfrige »Autobahn« der Nasenluftwege entlang weiterbefördert. Die Flimmerhärchen »entsorgen« die Viren über das Lymphsystem, die »Drainage« des Blutes, wo die Keime attackiert und unschädlich gemacht werden. Wenn die Nasenluftwege jedoch aufgrund unzureichender Feuchtigkeit zu sehr austrocknen, ist auch die Gleitfähigkeit der Schleimhäute nicht mehr vorhanden, und die Flimmerhärchen können ihre Arbeit nicht mehr tun. Dadurch können eindringende Krankheitskeime ohne Widerstand weiterwandern, was dem Immunsystem zusätzliche Anstrengungen abverlangt.

Damit die Luft in der Wohnung und im Büro nicht zu trocken ist, sollten Sie:

■ Die relative Luftfeuchtigkeit konstant bei 50 bis 60 Prozent halten.

■ Ein Meßgerät kaufen, das den Wassergehalt in der Luft mißt.

■ Ihren heimischen »Backofen« mit einem Trommelverdunster ausstatten, vor allem wenn Sie in der Wohnung oder im Büro eine sehr trockene Wärme haben. (Das ist vor allem bei überheizten Räumen der Fall.)

- In Schlafzimmer oder Büro einen mobilen Luftbefeuchter verwenden. Achten Sie darauf, daß das Gerät regelmäßig gereinigt wird – am besten jeden Tag –, damit der Wasserspeicher nicht zur Brutstätte von Bakterien und Pilzen wird, die andere Infektionen und allergische Reaktionen auslösen können.

- Daran denken, daß eine Klimaanlage ebenso austrocknend wirken kann wie die Heizung. Schauen Sie nach, ob sich an den Haupt- und Nebenaggregaten die relative Luftfeuchtigkeit einstellen läßt. Wenn ja, stellen Sie sie auf 50 bis 60 Prozent ein.

- Auch auf altbewährte Methoden zurückgreifen, um die Raumluft ausreichend feucht zu halten. Stellen Sie Schälchen mit Wasser auf, insbesondere über (oder neben) einer Wärmequelle wie Heizkörper. (Wechseln Sie regelmäßig das Wasser, damit Sie in dem stehenden Wasser keine Pilze heranzüchten.) Verschönern Sie Wohnung oder Büro mit ein paar mehr Pflanzen. Sie wissen doch noch, was Sie im Biologieunterricht über Photosynthese gehört haben: Pflanzen brauchen Feuchtigkeit, geben als ein Sauerstoffnebenprodukt aber auch Feuchtigkeit ab. (Kakteen oder andere Sukkulenten zählen nicht als gute Luftbefeuchter.)

11 *Trinken Sie viel.*

Wenn Sie gesund bleiben wollen, sollten Sie jeden Tag viel trinken (Wasser, naturbelassene Obstsäfte und Kräuter- oder Früchtetees). Nahezu 75 Prozent Ihres Körpers bestehen aus Wasser. Jedes Ihrer lebenswichtigen Organe braucht Wasser, um zu leben und zu funktionieren. Wasser spült Ihr ganzes Körpersystem durch, nimmt dabei die Giftstoffe mit und führt

Ihnen wieder Feuchtigkeit zu. Ein gesunder Erwachsener sollte am Tag im Durchschnitt acht normale Wassergläser (zu je einem Viertelliter etwa) an Flüssigkeit zu sich nehmen. (Sollte Ihnen das zuviel auf einmal sein, nehmen Sie kleinere Gläser und planen tagsüber eben ein paar »Trinkpausen« mehr ein.) Wenn Sie wissen wollen, ob Sie genug trinken, sollten Sie, so der Rat eines Arztes, auf die Farbe Ihres Urins achten: Wenn er fast durchsichtig klar ist und nicht dunkelgelb, dann nehmen Sie ausreichend Flüssigkeit zu sich.

12 Benützen Sie ein Sole-Nasenspray.

Wenn Sie nichts für die Luftfeuchtigkeit um sich herum tun können, sollten Sie in erkältungsgefährdeten Zeiträumen wenigstens dafür sorgen, daß es in Ihrer Nase schön feucht ist. Kaufen Sie sich dafür ein einfaches, nichtmedizinisches Sole-Nasenspray (Sie bekommen es in Ihrer Apotheke in einem Sprühfläschchen unter Markennamen wie Emsa Sole® und Rhinomer®) und wenden Sie es mehrmals täglich an, oder wann immer Ihre Nasenluftwege gereizt oder ausgetrocknet sind. Dieses preiswerte Mittel spült Schnupfen- und Grippeerreger sowie Staubpartikel aus Ihrer Nase und hält gleichzeitig die Schleimhäute feucht. Sie können eine derartige Solelösung auch selbst herstellen, indem Sie 1 Messerspitze Kochsalz in ca. 50 ml Wasser auflösen und die Flüssigkeit in eine leere Sprayflasche abfüllen. Besonders hilfreich zur Vorbeugung gegen Schnupfen und Grippe ist ein Sole-Nasenspray im Flugzeug, wo die Passagiere ja immer wieder die gleiche, trockene Luft einatmen.

13 Atmen Sie durch die Nase, nicht durch den Mund.

Wenn Sie durch den Mund atmen, trocknet die Schleimhaut im Rachenraum aus, eine weitere Verteidigungslinie gegen Schnupfen- und Grippeviren, die Sie doch bestimmt nicht schwächen wollen. Sie sind sich vielleicht gar nicht bewußt, wie Sie atmen; bitten Sie also jemanden aus der Familie oder einen Freund, einmal darauf zu achten, ob Sie ein Nasen- oder Mundatmer sind.

14 Geben Sie in jedes Nasenloch einen Tupfer Vaseline.

Auch das ist ein preiswertes und wirksames Mittel gegen trockene Nasenluftwege. Wenn Sie morgens und dann wieder abends vor dem Schlafengehen einen Tupfer Vaseline in jedes Nasenloch geben, bleiben Ihre Schleimhäute in Topform und können somit die Schnupfen- und Grippeviren, die nach einem kontaktfreudigen Gastgeber suchen, bestens abwehren.

15 Gehen Sie mal wieder in die Sauna.

Wenn Sie sich zweimal die Woche einen Saunabesuch gönnen, können Sie damit Ihre Anfälligkeit für Erkältungskrankheiten um bis zu 50 Prozent reduzieren. Eine deutsche Studie aus dem Jahr 1989 hat gezeigt, daß Menschen, die zweimal in der Woche in der Sauna schwitzen, nur halb so oft Schnupfen oder Grippe bekommen wie die Nicht-Saunagänger. Es ist zwar nicht klar, welche Rolle die Sauna bei der Vorbeugung genau spielt, die Forscher meinen aber, daß die Anfälligkeit deshalb wesentlich geringer ist, weil die Probanden eine Luft von 27°C Wärme und darüber einatmen, eine Temperatur, bei der Schnupfen- und Grippeviren nicht überleben können.

16 Seien Sie ruhig mal ungesellig.

Die meisten Schnupfen- und Grippeviren werden durch direkten Kontakt mit erkrankten Menschen verbreitet, manche Grippeviren und einige Stämme von Schnupfenviren werden aber auch beim Niesen und Husten übertragen. Die Hochsaison für Schnupfen- und Grippeviren in den gemäßigten Klimazonen sind die Monate November bis Februar. Schon mehrere Tage, ehe sich Symptome zeigen, und bis zu einer Woche, nachdem Sie sich einen Schnupfen oder eine Grippe geholt haben, geben Sie Krankheitserreger ab – man sagt auch »ausscheiden« –, die andere dann »einfangen« können. (Eine Ausnahme bilden hier bestimmte Grippevirusarten, für die Kleinkinder besonders anfällig sind; sie können bis zu zwei Wochen *nach* Abklingen der Grippesymptome ausgeschieden werden.) Vielleicht sollten Sie überlegen, ob Sie Ihre Krankenbesuche nicht lieber auf den engsten Freundes- und Familienkreis beschränken und Bekannte, die Schnupfen oder Grippe hatten, erst eine Woche *nach* ihrer Gesundung besuchen.

Wenn Sie zu einer Risikogruppe gehören (eine Herz-, Lungen-, Nierenerkrankung oder ein anderes chronisches Leiden haben; an Diabetes oder einer Autoimmunkrankheit leiden; 65 Jahre oder älter sind), sollten Sie besonders darauf achten, Ihre Besuche bei kranken Freunden, vor allem bei erkrankten Kindern (die wegen ihrer täglichen sozialen Kontakte in der Schule, ihrer altersbedingt nur begrenzt entwickelten

Immunität und ihrer ständig ungewaschenen Hände bekanntermaßen hervorragende Keimträger sind), nach Möglichkeit
einzuschränken (oder ganz sein zu lassen). Wenn das nicht
geht, setzen Sie sich in einigem Abstand von dem Kranken
hin, berühren Sie keine Gegenstände in dem Zimmer, und
waschen Sie sich hinterher sofort die Hände.

17 Gehen Sie häufig an die frische Luft.

Regelmäßig etwas frische Luft zu schnappen – das hilft, um
aerogen, d. h. über die Luft übertragbare Schnupfen- oder
Grippeviren loszuwerden – ist wichtig, vor allem bei kaltem
Wetter, wenn die Zentralheizung Sie austrocknet und für
diese Krankheitserreger anfälliger macht. Bei kaltem Wetter
bleiben die Leute eher zu Hause, was bedeutet, daß in den
trockenen Räumen mehr Keime zirkulieren. Wenn Sie auch
bei kaltem Wetter Fenster und Türen für ein paar Minuten öffnen und frische Luft hereinlassen, können Sie die aerogen
übertragbaren Viren um einiges reduzieren. (Im Sommer hilft
frische Luft auch, die durch Klimaanlagen ausgetrockneten
Räume etwas feuchter zu machen.)

Immunisierung

18 Lassen Sie sich gegen Grippe impfen, besonders wenn Sie zu einer Risikogruppe gehören.

Die jährlich zu wiederholende Grippeimpfung schützt Sie
zwar hauptsächlich vor Grippeviren vom Typ A und B, weist
aber insgesamt betrachtet eine Erfolgsrate von immerhin
75 Prozent auf. Leider wird die Grippeimpfung seit ihrem

Debüt vor zwanzig Jahren durch manche Fehlinformationen belastet, die für viele Leute Grund genug sind, sie sich nicht geben zu lassen. Außer Menschen, die auf Eier allergisch reagieren (der Impfstoff aus abgetöteten Grippeviren wird in Hühnereiern gezüchtet und kann somit bei solchen Menschen allergische Reaktionen hervorrufen), kann sich jeder gegen Grippe impfen lassen. Außerdem bekommen Sie durch die Impfung nicht die Grippe. Es kommt nur bei einem relativ kleinen Prozentsatz zu Komplikationen, die sich in der Regel auf Schüttelfrost mit Fieber und Kopfschmerzen beschränken (und das sind eher Immunreaktionen als eine durch den Impfstoff ausgelöste Erkrankung).

Mediziner empfehlen die jährliche Impfung dringend für Menschen, die zu einer der Risikogruppen gehören, also für Menschen über 65; solche, die zu Erkrankungen der Atemwege neigen und Menschen, die eine Herz- oder Lungenerkrankung oder ein anderes chronisches Leiden, Diabetes oder eine geschwächte Immunabwehr haben. Empfohlen wird die Grippeimpfung auch für Menschen, die zum Beispiel in Krankenhäusern und Altenheimen arbeiten, da Grippe durch direkten Kontakt und aerogen übertragen wird, sich also dort, wo viele Menschen zusammen sind, besonders leicht ausbreiten kann.

Da sich bestimmte Stämme von Grippeviren häufig verändern, hält der Impfschutz nur ein Jahr an, und impfen läßt man sich im Herbst, kurz vor Beginn der Grippesaison. Es dauert zwei Wochen, bis der volle Schutz gegeben ist. (Bei Kindern wird die Immunisierung oft im Abstand von zwei Wochen durchgeführt.)

Um eines klarzustellen: Die Grippeimpfung schützt Sie nicht vor einem Schnupfen; das ist wieder ein anderes Virus.

Ernährungspyramide
So sollte Ihr täglicher Speiseplan aussehen

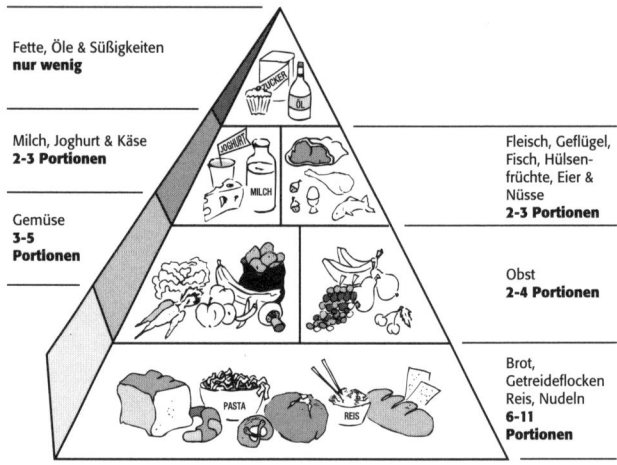

Fette, Öle & Süßigkeiten
nur wenig

Milch, Joghurt & Käse
2-3 Portionen

Gemüse
3-5 Portionen

Fleisch, Geflügel, Fisch, Hülsenfrüchte, Eier & Nüsse
2-3 Portionen

Obst
2-4 Portionen

Brot, Getreideflocken Reis, Nudeln
6-11 Portionen

Quelle: U.S. Departement of Agriculture/U.S. Departement of Health and Human Services

Ernährung

19 Ernähren Sie sich gesund.

Die richtige Ernährung fördert die Gewebebildung und Erneuerung der Zellen, sorgt für starke Muskeln und Knochen und liefert dem Körper die nötigen Nährstoffe, um das Immunsystem in Topform zu halten. Das amerikanische Landwirtschaftsministerium hat im Jahr 1992 seine inzwischen überholte Empfehlung mit vier Nahrungsmittelgruppen durch die fünfteilige Ernährungspyramide ersetzt. Diese Pyramide spiegelt den neuesten Erkenntnisstand dazu wider, welche Nährstoffe wir brauchen, um gesund zu bleiben, und wieviel wir von jeder Nahrungsmittelgruppe essen sollten.

20 Ernähren Sie sich Ihrem Alter gemäß.

Seit 1994 ist in den USA per Gesetz vorgeschrieben, daß alle verarbeiteten Lebensmittel mit »Nährwertangaben« versehen werden müssen. Bei uns gibt es sehr ähnliche, wenngleich nicht so weitreichende Regelungen. Diesen Angaben ist zu entnehmen, wieviel Fett, Cholesterin, Natrium, Ballast- und Nährstoffe in welcher Menge enthalten sind und zu wieviel Prozent der tägliche Bedarf eines Erwachsenen dadurch gedeckt ist. Diese Richtlinien basieren, wie die Ernährungspyramide der amerikanischen Lebens- und Arzneimittelbehörde auch, auf dem Tagesbedarf von 2000 Kalorien/8400 Kilojoule, der für einen jüngeren, aktiven Erwachsenen ideal, für die große Gruppe der über Fünfzigjährigen aber zu hoch ist. (Die Weight Watchers meinen, daß für eine Frau nach den Wechseljahren 1600 Kalorien/6720 Kilojoule täglich angemessen seien.)

Sich bewußt zu ernähren wird mit zunehmendem Alter immer wichtiger, denn dann verlangsamt sich der Stoffwechsel und Sie brauchen weniger Kalorien, aber genauso viele oder mehr Nährstoffe. Es ist ganz entscheidend, daß Sie alle Vitamine, Mineral- und Nährstoffe bekommen, die Sie brauchen, um Ihr Immunsystem fit zu halten, damit Schnupfen und Grippe bei Ihnen keine Chance haben.

Eine in der *New York Times* vom 11. Mai 1994 veröffentlichte Studie identifizierte die »fehlernährten älteren Menschen« – mit einem hohen Risiko, an Grippe, Erkältung und sekundären Komplikationen zu erkranken – als einen großen sozioökonomischen Querschnitt der über 65jährigen Amerikaner. Des weiteren zeigte diese Statistik, daß auch die Altersgruppe der 50–60jährigen nicht genug Nährstoffe zu sich nimmt.

Um gesund zu bleiben, sollten Sie bewußt auf Ihre Ernährung achten. Wenn Sie sich in Sachen Ernährung nicht auskennen oder nicht wissen, wie Sie sie auf Ihre ganz persönlichen gesundheitlichen Bedürfnisse und Ihr Alter abstimmen können – es gibt zahlreiche Informationsmöglichkeiten. Da wären zum Beispiel: Buchhandlungen und öffentliche Bibliotheken (eventuell auch eine Krankenhaus- oder Hochschulbibliothek), Artikel über Gesundheitsfragen in Tageszeitungen und Zeitschriften, in Radio und Fernsehen, Vorträge bei der Volkshochschule, städtischen Gesundheitsdiensten oder Krankenkassen, und andere Beratungsstellen, wo Sie sich informieren können.

21 Stellen Sie auf »genetische Ernährung« um, damit Ihr Immunsystem fit bleibt.

Helfen Sie Ihrem Körper, Schnupfen- und Grippeviren erfolgreich zu bekämpfen, indem Sie Nahrungsmittel, die für Sie persönlich nicht gut sind, nach Möglichkeit reduzieren. In einem 1993 in Amerika erschienenen Buch über »genetische Ernährung« wird von Medizinern und Ernährungsfachleuten die Meinung vertreten, daß jeder Mensch andere »genetische Vorgaben« oder Ernährungsbedürfnisse hat, die von seinen genetischen (ererbten) Anlagen und den persönlichen Lebensumständen bestimmt werden [11]. Weiter heißt es darin, eine für alle geltende, von den Gesundheitsbehörden empfohlene Ernährungsform sei nur ein Anfang und könne, wegen der ganz persönlichen genetischen Vorgaben, Ihrer Gesundheit möglicherweise sogar schaden. Angesichts der zunehmend ins Blickfeld rückenden genetisch bestimmten Krankheitsanfälligkeit vertreten die beiden Autoren den Standpunkt, daß Sie, um ein gesünderes und von weniger Krankheiten belastetes Leben zu führen, über Ihr individuelles genetisches Programm und die ererbte Disposition für Krankheiten Bescheid wissen, Ihre gegenwärtigen Lebensumstände beobachten und sich dann aufgrund dieser Bedürfnisse Ihren ganz persönlichen Ernährungsfahrplan zusammenstellen sollten.

22 Essen Sie Nahrungsmittel, die »phytochemische Stoffe« enthalten.

Die »Phytos« machen in letzter Zeit immer häufiger Schlagzeilen: Phytotherapie, Phytoinhaltsstoffe, phytochemische Stoffe. Die griechische Vorsilbe »phyto« bedeutet Pflanze, und mit phytochemischen Stoffen waren ursprünglich die natürlichen Bestandteile in Pflanzen gemeint, die sie vor dem Sonnenlicht schützen. Inzwischen sind phytochemische Stoffe zum Oberbegriff für die Vielzahl chemischer Verbindungen geworden, die sich zu Tausenden in vollwertigen Nahrungsmitteln wie Obst und Gemüse finden. Eine in der *Newsweek* vom 25. April 1994 vorgestellte Untersuchung zeigt, daß diese Substanzen die Virus- und andere Erkältungskrankheiten bekämpfenden Vitamine in vollwertiger Kost bei ihrer Arbeit ganz erheblich unterstützen. Phytochemische Stoffe enthaltende Nahrungsmittel sind Ihrer Gesundheit allgemein förderlich, und manche schützen Sie auch vorbeugend vor ernsteren Krankheiten.

Hier einige der »Phytos«, über die Sie in Zukunft noch mehr hören werden:

- **Sulforaphan:** Eine das Tumorwachstum hemmende Substanz, die in Brokkoli, Blumen-, Rosen- und Grünkohl enthalten ist.
- **Allylsulfide:** Sind in Knoblauch und Zwiebeln enthalten. Sie bestätigen die uralte Überzeugung, daß Knoblauch ein ausgezeichnetes natürliches Mittel zur Vorbeugung gegen Schnupfen, Grippe und andere Infektionskrankheiten sowie chronische Erkrankungen wie Magenkrebs ist.
- **Flavonoide** (oder **Bio-Flavonoide**): Kommen in Grünpflanzen, Zitrus- und Beerenfrüchten wie Johannisbeeren vor. Sie potenzieren die Resorption von Vitamin C im Körper und stärken damit das Immunsystem für den Kampf gegen Schnupfen und Grippe. Man nimmt inzwischen auch an, daß sie krebsauslösende Hormone daran hindern, an einer Körperzelle anzudocken.

23 *Essen Sie Joghurt.*

Ein Becher fettarmer Joghurt pro Tag kann Ihre Anfälligkeit für Erkältungskrankheiten und Grippe um einiges reduzieren. Eine 1991 an der medizinischen Fakultät der Universität von Kalifornien in Davis durchgeführte Studie erbrachte, daß Joghurtesser eine um 25 Prozent geringere Anfälligkeit für Erkältungskrankheiten aufweisen. Die Forscher stellten außerdem fest, daß von den Probanden, die eine Erkältung bekamen, die Joghurtesser ihre Symptome schneller wieder los waren als die, die keinen Joghurt aßen. Die wissenschaftliche Erklärung dafür? Die Forscher meinen, daß die aktiven Joghurtkulturen – gesundheitsfördernde Lebendbakterien (auf dem Becher steht dann »mit lebenden Kulturen«) – vom Körper aufgenommen werden und die Bildung von Abwehrstoffen gegen Krankheiten anregen.

24 *Essen Sie Knoblauch.*

Geschichten über die Heilkräfte des Knoblauchs kennen wir seit ewigen Zeiten: Die Knolle wurde schon in der Antike zur Vorbeugung gegen Krankheiten und als Heilmittel verwendet. Der Knoblauch scheint immer mehr zur Allzweck-Wunderpflanze zu werden. Er ist nicht nur eines der wirksamsten natürlichen Stimulanzien für das Immunsystem und hilft damit Schnupfen und Grippe abwehren; inzwischen ist auch wissenschaftlich erwiesen, daß er blutdrucksenkend und blutverdünnend wirkt, den Cholesterinspiegel senkt und die Verdauung fördert. So bestätigen mikrobiologische Studien der Brigham-Young-Universität, daß Knoblauch bestimmte Schnupfenviren abtöten kann und zumindest eine Variante von Grippeviren [1].

Beim Verzehr wird aus dem Alliin (einem Aminosäurederivat), einer Komponente des Knoblauch, das Allicin, ein natürliches Antibiotikum, das in seiner antibakteriellen Wirkung 1 Prozent von Penicillin entspricht. (Allicin wurde im Ersten Weltkrieg zur Behandlung von Wunden und Infektionen verwendet.) Für diejenigen unter Ihnen, die nicht jeden Tag eine ganze Knolle verspeisen wollen, gibt es auch eine geruchlose Variante in Kapselform; allerdings zeigt roh genossener Knoblauch bei der Abwehr von Schnupfen und Grippe möglicherweise mehr Wirkung. Roher Knoblauch enthält über 200 phytochemische Bestandteile, die wir bislang nicht alle in Pillenform nachbauen können.

25 Machen Sie sich die abwehrstärkenden Kräfte von Pflanzen zunutze.

Gesundheitsfördernde Nahrungs- und Stärkungsmittel aus Bestandteilen von Pflanzen und Bäumen werden seit Jahrhunderten verwendet. Wir kennen viele Pflanzen, die als Tees zur Linderung von Schnupfen- und Grippesymptomen eingesetzt werden, einige sind aber auch zur täglichen gesundheitsfördernden Vorbeugung gut geeignet. Dazu zählen unter anderem:

● **Gelée royale:** Ein Honig- und Blütenpollenderivat, das besonders reich ist an B-Vitaminen. Es enthält auch Vitamin A, C, D und E und eine ganze Reihe von Mineralstoffen und Aminosäuren. Stärkt das Immunsystem.
● **Ginseng:** Wird als Tee aufgegossen; als Wurzel, Tinktur und in Pulverform erhältlich. Ein mildes Anregungsmittel, das Stoffe enthält, die den Magen beruhigen, und dazu verschiedene Vitamine, die das Immunsystem stärken und einen Energieschub bewirken.
● **Ingwer:** Wird als Tee und zum Kochen verwendet, wirkt schweißtreibend und verhindert Erkältungen; auch gut bei Magenverstimmung im Zuge einer Grippe oder bei Reisekrankheit; als Wurzel und in pulverisierter Form erhältlich. Für einen Tee lassen Sie eine Prise Ingwerpulver, Pfefferminze und Gewürznelke in einem Viertelliter kochendem Wasser ziehen.

- **Reishi (Shiitake)-Pilze:** Finden in der Küche bei vielen Gerichten Verwendung; getrocknet oder in Pulverform erhältlich. Sie stärken die Abwehrkräfte gegen Virusinfektionen und enthalten eine Substanz, die die Produktion von Interferon anregt.
- **Seetang:** Diese Meerespflanze wird in der Küche in Pulverform häufig als Salzersatz verwendet, ist reich an Vitaminen und Spurenmineralen.

Schauen Sie einmal in der Bibliothek nach Büchern über Heilpflanzen und -kräuter, und lassen Sie sich auch in einem Naturkostladen ausführlich darüber informieren.

Vitamine und Mineralstoffe

26 *Verstärken Sie Ihre inneren Kampftruppen gegen Schnupfen und Grippe durch Vitamine und Mineralstoffe.*

Die als Vitamine bekannten 13 organischen Substanzen, die der Körper zur Steuerung der Zellfunktionen benötigt, und die über 13 als Mineralstoffe bezeichneten chemischen Elemente, die in der Nahrung enthalten sein müssen, damit wir gesund bleiben, waren lange Zeit eher die Domäne der alternativen Heilmethoden als der etablierten Medizin. Seit im Jahr 1911 das erste Vitamin isoliert wurde, versucht die Wissenschaft herauszufinden, welche Rolle Vitamine und Mineralstoffe bei den zellulären und Immunfunktionen spielen.
Ein Bericht der Weltgesundheitsorganisation (WHO) aus dem Jahr 1969 enthielt einige der ersten wissenschaftlichen Nachweise über einen Zusammenhang zwischen in ange-

messener Dosierung zugeführten Vitaminen und Mineralstoffen und der Widerstandsfähigkeit gegen Erkältungen, Grippe und andere Infektionskrankheiten. Nur knappe zwei Jahre später elektrisierte der Nobelpreisträger Dr. Linus Pauling die gesundheitsbewußten Amerikaner mit hochinteressanten Neuigkeiten über die schier unglaublichen Eigenschaften von Vitamin C, das er, täglich in hoher Dosierung eingenommen, zur Vorbeugung gegen Erkältungen empfahl.

Ende der 80er Jahre fanden Forscher bei Vitaminen oxidationshemmende Eigenschaften – also die Fähigkeit, die schädlichen »Freien Radikale« im Körper zu zerstören, die ansonsten die Abwehrkräfte schwächen und Krebs sowie andere lebensbedrohliche oder tödliche Krankheiten verursachen.

Jetzt, Mitte der 90er Jahre, nach einer Serie von neuen Entdeckungen über die legitime Rolle der Vitamine und Mineralstoffe zur Krankheitsvorbeugung, sind diese natürlichen Elemente in der biomedizinischen Forschung vollends in den Vordergrund gerückt, ganz zu schweigen vom Abendbrotteller und der Hausapotheke.

27 Probieren Sie's mit Vitamin C.

Hilft Vitamin C nun gegen Schnupfen und Grippe oder nicht? Nach jahrzehntelanger Forschung ist die Medizinergemeinde jetzt zu dem Konsens gelangt, daß dieses wichtige Antioxidans für das gesunde Leben der Zellen und die Immunabwehr unentbehrlich ist. Vitamin C stimuliert die Produktion von Interferon, einem natürlichen Viruskiller, und mobilisiert die Immunzellen im Körper zum Angriff gegen Schnupfen- und Grippeviren. Es gibt unter den Medizinern zwar immer noch Meinungsverschiedenheiten, ob Vitamin C wirklich vorbeugend gegen Schnupfen und Grippe wirkt, aber man ist sich nahezu weltweit einig darüber, daß dieses Vitamin einem viele Erkältungen ersparen kann und man schneller wieder gesund ist, sollte es einen doch erwischt haben.

Seit 1970, als Linus Pauling die Aufnahme von einem Gramm oder mehr an Vitamin C täglich empfahl, was Erkältungskrankheiten um ca. 45 Prozent reduzieren sollte, wird immer noch über die angemessene tägliche Dosis debattiert. Es gibt allerdings keine einzig richtige Antwort: Nach den geltenden Ernährungsrichtlinien soll die maximale Tagesdosis an Vitamin C bei 60 Milligramm liegen, aber mit diesen Richtlinien sollte lediglich der Mindestbedarf an einem Vitamin oder Mineralstoff zur Vermeidung eines Mangelzustands festgelegt werden; deshalb diese ziemlich niedrigen Dosierungen. Einige führende Forscher auf dem Gebiet der Erkältungskrankheiten stehen aber auch frühen klinischen Versuchen, die die Unwirksamkeit von Vitamin C zur Vorbeugung belegen, skeptisch gegenüber, weil eine Tagesdosis von 250 mg ihrer Meinung nach für eine signifikante Aussage zu gering ist.

Das andere Extrem vertreten die Befürworter einer hohen Dosierung, angeführt von den Anhängern Paulings und Naturheilkundlern, die zur Vorbeugung gegen Erkältungen 3000–5000 mg (3–5 Gramm) täglich für erforderlich halten. Die Antwort liegt irgendwo zwischen den Extremen, wahrscheinlich bei 250 –1000 mg, wenn Sie gesund sind. Wir empfehlen Ihnen, die für Sie persönlich richtige Menge selbst herauszufinden und dabei folgendes zu berücksichtigen:

■ Vitamin C ist stark säurehaltig, deshalb sollten Sie es als Ergänzungspräparat (in Tablettenform oder flüssig) lieber nicht auf leeren Magen zu sich nehmen.

■ Der gesündeste Weg, sich Vitamin C zuzuführen, ist der Verzehr von natürlichen Nahrungsmitteln – von Zitrusfrüchten, Tomaten und grünem Gemüse –, denn da bekommen Sie andere natürliche Inhaltsstoffe, die Bioflavonoide, gleich mitgeliefert. Sie steigern die Wirksamkeit von Vitamin C und unterstützen seine Resorption im Körper.

■ Vitamin C wird durch Hitze zerstört, deshalb sind ungekochtes Obst und Gemüse am besten.

■ Bei Überdosierung von Vitamin C kommt es zu einer toxischen Reaktion in Form von Magenschmerzen und Durchfall. Bei manchen Menschen können sich auch Nierensteine bilden, ein guter Grund, um mit Ihrem Arzt zu besprechen, welche Dosis für Sie persönlich gut und richtig ist.

28 Bereichern Sie Ihren Speiseplan mit Zink.

Um Schnupfen und Grippe erfolgreich abwehren zu können, muß das Immunsystem stark sein. Der Mineralstoff Zink ist für das gute Funktionieren Ihres Immunsystems sehr wichtig, denn er hilft die Bildung von Antikörpern in Gang zu setzen und beeinflußt aktiv die Zirkulation der krankheitsbekämpfenden T-Zellen. Untersuchungen belegen, daß, bei Tieren wie beim Menschen, eine Abwehr von Schnupfen- und Grippeviren und Sekundärinfektionen der Atemwege unmöglich ist, wenn ein Zinkmangel besteht.

Wissenschaftler haben festgestellt, daß viele Menschen unter Zinkmangel leiden, und zwar vor allem ältere Menschen (ihnen fehlen oft bis zu 50 Prozent der nach den Ernährungsrichtlinien notwendigen Menge). Die gute Nachricht ist, daß Zink schon ziemlich schnell nach der Aufnahme seine positive Wirkung entfaltet.

Die Ernährungsrichtlinien empfehlen für Männer 15 mg, für Frauen 12 mg. Kleine, aber ausreichende Mengen Zink sind in Weizenkeimen, Fleisch, Vollkornprodukten und Schalentieren enthalten, insbesondere in Austern und Krabben. Wenn Sie mit Vollwertkost nicht auf die notwendige Menge kommen, können Sie auf ein Zink-Ergänzungspräparat in Tabletten- oder Kapselform zurückgreifen. Sie sollten die empfohlene Dosis allerdings nicht überschreiten. Wenn Sie über längere Zeit zuviel Zink aufnehmen, kann sich das nachteilig auf Ihr HDL (das »gute« Cholesterin) auswirken und andere Reaktionen auslösen, die schließlich zu einer Herzerkrankung und zu Schilddrüsenproblemen führen können.

29 Prüfen Sie, ob Sie auch von anderen abwehrstärkenden und oxidationshemmenden Vitaminen genug bekommen.

Dem amerikanischen Ministerium für Landwirtschaft zufolge nimmt mindestens ein Drittel der Amerikaner weniger als 70 Prozent der nach den Ernährungsrichtlinien notwendigen Mengen der Vitamine A und C und des B-Komplexes zu sich, und das gleiche gilt für die Mineralstoffe Kalzium, Eisen, Magnesium und Zink. Gleiches trifft auch für uns zu.
Neben Vitamin C und Zink braucht der Körper noch andere wichtige Vitamine und Mineralstoffe, um Schnupfen oder Grippe erfolgreich abzuwehren. (Die empfohlenen Mengen für 25–50jährige Frauen und Männer erscheinen in Klammern.)

• **Vitamin A:** Wichtig für die Stimulation des Immunsystems und die Bildung der Substanz, mit der die Atemwege ausgekleidet sind. Ein Mangel an Vitamin A schwächt diese Membranen. Beta-Karotin, ein Vitamin-A-Derivat, fördert die Produktion von krankheitsbekämpfenden T-Zellen. Ohne Vitamin A können die Flimmerhärchen nicht mehr richtig arbeiten und die Zellen verlieren ihre Fähigkeit, Schleim abzugeben; folglich kann der Schleim auch die Schnupfen- oder Grippeviren, die über die Nasenluftwege eindringen, nicht mehr festhalten oder weiterbefördern. Schleim enthält außerdem Lysozyme, ein Enzym, das Mikroben, einschließlich Viren, abtötet. (Frauen: 8000 I.E.; Männer: 10 000 I.E.)

- **Die B-Vitamine:**

  Thiamin (Vitamin B_1): Hilft Kohlenhydrate in Energie umzuwandeln. (Frauen: 1,0–1,1 mg; Männer: 1,2–1,5 mg)

  Riboflavin (Vitamin B_2): Unterstützt die Zellen bei der Umwandlung von Kohlenhydraten in Energie und ist wichtig für die Bildung roter Blutkörperchen. (Frauen: 1,2–1,3 mg; Männer: 1,4–1,7 mg)

  Niacin (Vitamin B_3): Unterstützt die Freisetzung von Energie aus Nahrung und trägt zur Gesunderhaltung der Haut bei. (13–19 mg)

  Pantothensäure: Notwendig für den Stoffwechsel und die Bildung wichtiger Substanzen im Körper; unterstützt die Funktion der Nebennieren und die Bildung von Antikörpern. (Hierzu keine Ernährungsrichtlinie; Experten empfehlen 4–7 mg/Tag)

  Pyridoxin (Vitamin B_6): Unterstützt die chemischen Reaktionen der Proteine und Aminosäuren und die Bildung roter Blutkörperchen. (Frauen: 1,6 mg; Männer: 2,0 mg)

  Biotin: Beschleunigt den Protein-, Kohlenhydrat- und Fettstoffwechsel. (Hierzu keine Ernährungsrichtlinie; Experten empfehlen 30–100 µg/Tag)

Folsäure: Wichtig für das allgemeine Zellwachstum und den Proteinstoffwechsel; bei Mangel werden die Funktion der T- und B-Zellen, die Produktion von Immunglobulinen und die Phagozytentätigkeit neutrophiler Leukozyten beeinträchtigt, und all das sind wichtige körpereigene Immunreaktionen gegen Schnupfen- und Grippeerreger. (Frauen: 180 µg; Männer: 200 µg)

- **Der Mineralstoff Eisen:** Ein Mangel an diesem Mineralstoff führt zu Störungen im Immunsystem, unter anderem zu einer Schrumpfung des lymphatischen Gewebes, verminderter Tätigkeit verschiedener krankheitsbekämpfender Substanzen und Verringerung der »Kämpfer-«, sprich T-Zellen. (Frauen: 10–18 mg; Männer: 10 mg)

Zu den Vitaminen, die auf Ihrem Speiseplan nicht fehlen sollten, zählen außerdem das Vitamin B_{12}, das wichtig ist für die Bildung roter Blutkörperchen (2 µg/Tag); das Antioxidans Vitamin D, das den Kalzium- und Phosporspiegel im Blut positiv beeinflußt (5 µg oder 200 I.E./Tag); und Vitamin E, das ebenfalls die Bildung roter Blutkörperchen fördert und die Immunabwehr bei älteren Menschen stärken kann (Frauen: 8 mg; Männer: 10 mg).

Bei regelmäßigen, gesunden Mahlzeiten sollten Sie mit der Nahrung von vielen dieser Vitamine und Mineralstoffe die nach den Ernährungsrichtlinien empfohlene Menge bekommen. Wenn nicht, reicht als Ergänzung oft ein gutes Multivitaminpräparat. Von einer Überdosierung ist jedoch abzuraten; sie kann sogar schädlich sein.

30 *Vollwertkost liefert Ihnen das nötige Quantum an Vitaminen.*

Auf der Suche nach der schnellen Lösung und der Zauberpille, weil die gesunde Ernährung bei einem dicht gedrängten Terminkalender leicht zu kurz kommt, sind die Amerikaner in den letzten zehn Jahren voller Begeisterung in die Drogeriemärkte gestürmt – ein Verhalten, das auch hierzulande zu beobachten ist; schließlich wurde immer wieder Neues über die natürlichen Fähigkeiten von Vitaminen und Mineralstoffen zur Vorbeugung gegen Krankheiten und zur Stärkung des Immunsystems bekannt. (Die *Newsweek* berichtete 1994 in einem Artikel, daß die Amerikaner im Jahr 1993 123 Millionen Dollar für Vitamin E ausgegeben haben, eine Steigerung von 39 Prozent gegenüber dem Vorjahr, und 117 Millionen Dollar für Vitamin C, eine Steigerung von 10 Prozent gegenüber 1992.) Aber haben Pillen etwas zu bieten, was Vollwertkost nicht hat?

Die wichtigste Botschaft von der phytochemischen Seite lautet: Bis jetzt konnte bei keiner Vitaminpille nachgewiesen werden, daß sie den Körper so in Schwung bringt, wie es natürliche Vitamine tun. Also sollten Sie, wann immer es geht, zum Angebot von Mutter Natur greifen.

Lebensführung

31 *Rauchen Sie nicht.*

Statistiken belegen, daß starke Raucher häufiger und auch schlimmere Erkältungen bekommen. Rauchen und Passivrauchen wirken sich äußerst schädlich auf das Immunsystem aus. Die Wissenschaftler glauben, daß das Inhalieren von Tabakrauch einen Menschen deshalb anfälliger für Erkältungen, Grippe und damit zusammenhängende Komplikationen macht und diese Erkrankungen bei ihm auch länger dauern, weil der Rauch die Flimmerhärchen austrocknet und lähmt. Die Flimmerhärchen sitzen auf den Schleimhäuten und arbeiten mit ihrer Wellenbewegung wie ein Besen, der die Schnupfen- und Grippeerreger aus der Nase hinausbefördert. Wenn sie ihre Funktion längere Zeit nicht mehr erfüllen können (das ist bei starken Rauchern unvermeidlich, bei Personen, die regelmäßig passiv mitrauchen müssen, wahrscheinlich), können Krankheitskeime leichter in die Atemöffnungen eindringen, wodurch sich die Anfälligkeit für Schnupfen und Grippe erhöht. Experten sagen, daß eine Zigarette die Flimmerhärchen für 30 bis 40 Minuten lähmen kann.

32 Trinken Sie weniger Alkohol.

Vergessen Sie die alte Weisheit, daß Alkohol gut ist bei einer Erkältung, weil er sozusagen desinfiziert, die Krankheitskeime unschädlich macht. Sie haben nämlich keinen gemeinsamen Weg: Alkohol gelangt in und verläßt den Körper über den Magen-Darm-Trakt, während Schnupfen- und Grippeviren sich fast ausschließlich in den oberen Atemwegen aufhalten. Außerdem hat Alkohol eine dämpfende Wirkung, verlangsamt also Ihre körperlichen Reaktionen auf die Umwelt und vermindert Ihre Fähigkeit, eindringende Schnupfen-, Grippe- und andere Viren wieder loszuwerden.
Großer Alkoholkonsum schädigt die Leber, das wichtigste Filtersystem des Körpers, was bedeutet, daß Schnupfen- und Grippeerreger Ihren Körper nicht so schnell verlassen. Des-

halb sind starke Trinker anfälliger für Erstinfektionen und auch für sekundäre Komplikationen. Selbst in Maßen genossen – bis zu 120 ml am Tag – entwässert Alkohol den Körper. Jedes zusätzliche Glas entzieht dem System mehr Flüssigkeit und reduziert damit auch die wichtigen Vitamine A, B und C im Körper (die Antioxidantien, die für das gesunde Funktionieren des Immunsystems unerläßlich sind).

33 Trinken Sie weniger Kaffee.

Forscher der Duke-Universität haben vor kurzem festgestellt, daß bei Kaffeetrinkern wesentlich mehr Streßhormone ausgeschüttet werden als bei Vergleichspersonen, die nur ein Placebo zu sich nehmen. »Es gibt eine Wechselwirkung zwischen Koffein und Streß, wobei Koffein den Streß noch verstärkt«, sagt James Lane, Professor für Psychiatrie. Wenn Sie tagtäglich Unmengen von Kaffee oder Tee trinken, Berge von Schokolade verschlingen oder ständig irgendwelche kohlensäurehaltigen Getränke konsumieren, führen Sie sich damit auch Koffein zu. Koffein verstärkt nicht nur Streß und Nervosität (beides schwächt Ihre Abwehrkräfte gegen Schnupfen und Grippe), es entwässert auch den Körper, was Sie für Schnupfen- und Grippeinfektionen noch anfälliger macht.

34 Besiegen Sie Schnupfen und Grippe im Schlaf.

Es ist vielleicht nicht unbedingt eine typisch amerikanische Eigenschaft, mit seinen Kräften Raubbau zu treiben, aber Dutzende von Schlafstudien belegen, daß die Amerikaner unter chronischem Schlafentzug leiden. Die meisten betrügen sich jede Nacht um mindestens ein bis zwei Stunden – von den sieben bis neun Stunden Nachtruhe, die wir Untersuchungen zufolge brauchen. Und mit zunehmendem Schlafdefizit nimmt die Effektivität der Immunreaktion auf Schnupfen- und Grippeerreger ab. Der Schlaf ist die Zeit schlechthin, wo Ihre Körperzellen revitalisiert werden, die lebenswichtigen Organe und Muskeln neue Energie tanken und sich Ihr Geist erholt. Machen Sie es sich also zur Gewohnheit, Ihr Schlafpensum künftig zu erfüllen.

35 *Schaffen Sie sich zu Hause eine möglichst schadstofffreie Umgebung.*

Chemische Schadstoffe wirken sich in verschiedener Weise nachteilig auf Ihre Gesundheit aus. Schadstoffe beeinträchtigen Ihre Immunreaktion auf Schnupfen und Grippe und machen Sie anfälliger für eindringende Viren. Schon unser Zuhause kann eine große Schadstoffquelle sein. In schlecht belüfteten Wohnungen kann verbrauchte Luft mit Rauch-, Staub- und Schadstoffpartikeln gesundheitliche Probleme auslösen.

Kaufen Sie keine hochpotenten chemischen Reinigungs- und Pflegemittel, wenn natürlichere Putzmittel – zum Beispiel Salmiakgeist oder Essigessenz – völlig ausreichen. Kaufen Sie Farben und Lösungsmittel mit Kohlenwasserstoff, Farbverdünner, Polstermöbelreiniger, Feuerzeugbenzin und ähnliches nur in kleinen Mengen. Gehen Sie sparsam damit um, und lüften Sie nach Gebrauch die Räume immer gut durch. Kaufen Sie auch aus Gründen des Umweltschutzes statt Aerosolsprays lieber Haushaltprodukte, die ein Pumpsystem haben.

36 *Schützen Sie sich auch an Ihrem Arbeitsplatz vor Schadstoffen.*

Es gibt natürlich keinen absolut schadstofffreien Arbeitsplatz. Denken Sie aber daran, daß Luft- und Wasserverunreinigungen sowie chemische Schadstoffe Ihr Immunsystem beeinträchtigen. Schlechte Luft und Chemikalien lähmen die Abwehrkräfte der oberen Atemwege, was es Schnupfen- und Grippeviren wiederum leichter macht, in den Körper einzudringen.

Ob Sie fest angestellt sind, die Firma eventuell wechseln wollen oder auf der Suche nach einer Arbeit sind: Schützen Sie sich hier vor den gleichen Schadstoffen, die Sie auch zu Hause nicht haben wollen – Reinigungs- und Lösungsmittel sowie andere chemische Verbindungen. Wenn Ihr gegenwärtiger oder zukünftiger Arbeitsplatz noch nicht offiziell zum Nichtraucherbereich erklärt worden ist, sollten Sie sich dafür einsetzen, daß das geschieht. Und lüften Sie Ihren Arbeitsbereich so oft wie möglich gut durch.

Streß

37 *Sorgen Sie für weniger Streß.*

Streß entsteht aus den Anforderungen, die von außen an Sie gestellt werden, und Ihrer innerlichen Reaktion darauf. Streß ist zwar ein natürlicher Bestandteil des Lebens, kann aber auch zuviel werden; wenn das passiert, leben Sie in ständiger Anspannung, leiden unter Angstgefühlen oder Depressionen und sind, wie Studien immer wieder belegen, äußerst anfällig für Schnupfen, Grippe oder andere Erkrankungen. Leider können wir ihm bei den heutigen Lebensbedingungen nicht so leicht aus dem Weg gehen.

Streß zu reduzieren, was es dem Immunsystem erleichtert, Schnupfen, Grippe und andere Krankheiten besser zu bekämpfen, ist eine erlernbare Reaktion, erklärt der Psychologe Dr. James Mills, der in seinem Buch über Streßbewältigung 12 spezielle Fertigkeiten zum Streßabbau vorstellt [7]. Wenn Ihnen die eine oder andere fehlt, so Mills' Rat, sollten Sie sich aufschreiben, welche(r) Schritt(e) notwendig sind, um sich diese Fertigkeit anzueignen, und sich einen richtigen Plan dazu machen. Um Ihre Streßbelastung zu reduzieren, sollten Sie folgendes lernen:

- Unsicherheit tolerieren
- Sich auf Veränderungen einstellen
- Kompetenzen entwickeln
- Ihre Bedürfnisse befriedigen (innerhalb vernünftiger Grenzen)
- Konflikte im Leben lösen
- Ihre Wertmaßstäbe klären (sich selbst, aber auch den anderen gegenüber)
- Ihre Ansprüche an sich selbst herunterschrauben
- Ihr Leben selbst in die Hand nehmen (auch in kleinen Dingen)
- Zweifel reduzieren
- Unerledigte Dinge erledigen
- Veränderungen möglichst minimieren
- Sich helfen lassen

Ein Mittel gegen akuten Streß: Sie können die Spannung in Ihren Schultern lösen, indem Sie sie »fallenlassen«, bis Sie spüren, daß die Muskeln im Nacken und im ganzen Schulterbereich locker werden. Atmen Sie nun tief ein, so daß sich der Brustkorb richtig aufbläht. Dann atmen Sie aus. Wiederholen Sie das Ganze drei- oder viermal, bis Sie spüren, daß die Nervosität merklich nachläßt.

38 *Entspannen Sie sich.*

Wenn Sie sich richtig entspannen lernen, können Sie Ihr Immunsystem bei Bedarf aktivieren. Es ist nachgewiesen, daß die Interleukine im Blut – sie sind besonders aktiv bei der Immunabwehr von Schnupfen- und Grippeviren – sofort mehr werden, wenn man sich bewußt entspannt. Beginnen Sie Ihr Entspannungstraining damit, daß Sie sich ein Bild vorstellen, das Sie angenehm oder beruhigend finden. Wenn Ihre Gedanken abschweifen, holen Sie sie wieder zu diesem Bild zurück. Machen Sie diese Übung mehrere Monate lang, und zwar 30 Minuten täglich. »Entspannung ist eine erlernbare Fertigkeit«, sagt der Forscher Dr. William H. Keppel. Aber nicht allen Menschen tut das gleiche gut, fügt er hinzu, denn manche entspannen sich am besten, wenn sie an schöne Erlebnisse denken, andere mehr beim Gedanken an positive Gefühle. Wenn Ihnen mentale Blockaden Schwierigkeiten machen, könnten Sie mit Hilfe von Yoga oder T'ai Chi lernen, sich zu entspannen. Auf diese meditativen Entspannungstechniken werden wir später noch näher eingehen.

39 *Lernen Sie zwischen Entspannung und »Nichtstun« zu unterscheiden.*

Wenn Sie sich entspannen – sich auf eine schöne Erinnerung konzentrieren; eine Sache, die Sie gerne tun; einen Ort, an den Sie immer schon reisen wollten; oder einen Menschen, mit dem Sie sich gut fühlen –, stimulieren Sie den Teil Ihres Gehirns, der für eine vermehrte Ausschüttung krankheitsbekämpfender Hormone im Körper sorgt. Aber Sie sollten dieses aktive Tagträumen nicht mit Untätigkeit verwechseln oder versuchen, sich auf eine Sache zu konzentrieren, die Sie tödlich langweilt. Bei einer kürzlich durchgeführten Studie wurden Blutproben von entspannten und gelangweilten Menschen untersucht. Dabei wurde festgestellt, daß bei den wirklich entspannten Versuchsteilnehmern innerhalb weniger Minuten krankheitsbekämpfende Hormone im Blut vorhanden waren. Bei der Gruppe, die sich lediglich langweilte oder gar nichts tat, war keine signifikante Veränderung im Blut festzustellen.

Lebenseinstellung

40 *Denken Sie positiv.*

Untersuchungen belegen, daß positives Denken das Gehirn zur Freisetzung von Interleukinen anregen, die Schnupfen- und Grippeerregern den Garaus machen. Negative Gefühle setzen ganz andere Kettenreaktionen in Gang als positive und bewirken häufig die Ausschüttung von Substanzen, die die Immunreaktion herabsetzen.
Forscher sind der Ansicht, daß eine optimistische Lebenseinstellung sehr viel damit zu tun hat, wie und ob der Körper Endorphine freisetzt; das sind Hormone, die schmerzlindernd wirken (im Falle von Schnupfen und Grippe die unangenehmen Begleitsymptome). Bei einer überzeugenden Studie über den Zusammenhang von positiver Geisteshaltung und

gesundem Körper wurden 141 Studenten untersucht, die wichtige Termine vor sich hatten. Die von Forschern der Carnegie-Mellon-Universität und der Universität von Miami durchgeführte Studie erbrachte, daß die optimistischer eingestellten Studenten weniger Kopfschmerzen, Magenprobleme, Depressionen und andere Symptome hatten als ihre negativ denkenden Kommilitonen.

41 Machen Sie sich nicht krank vor Sorgen.

Lange Zeit mit Anspannung und Streß zu leben heißt, Schnupfen, Grippe oder anderen Krankheiten den Boden zu bereiten. Wenn jemand unter extremem oder Dauerstreß steht, wird das Blut mit Adrenalin und anderen Streßhormonen überflutet, die die »Kampf oder Flucht«-Reaktion auslösen. Wenn Sie in ständiger Alarmbereitschaft sind, haben Sie laufend mehr Streßhormone im Blut, was zu geistigen und psychischen Problemen führen kann und gleichzeitig Ihr Immunsystem schwächt, das dann mit Krankheitserregern nicht mehr so gut fertig wird. Interessanterweise wird mit diesem ständigen Alarmzustand neben anderen schädlichen Auswirkungen auch eine ständig verstopfte Nase in Verbindung gebracht, was nach Ansicht der Forscher direkt dazu beiträgt, daß die Widerstandskraft gegen Schnupfen und Grippe geschwächt wird.

Bei einer 1992 in der Zeitschrift *American Health* veröffentlichten Studie bekamen 400 freiwillige Versuchsteilnehmer – manche standen unter großem Streß, andere hatten überhaupt keinen – mit Krankheitskeimen versetzte Nasentropfen. Die Forscher stellten fest, daß die gestreßten Probanden doppelt so leicht eine Erkältung bekamen. Die Feststellungen des Psychologen und anerkannten Forschers auf diesem Gebiet, Dr. Sheldon Cohen von der Carnegie-Mellon-Universität, lassen darauf schließen, daß Streß die Ausschüttung von Hormonen anregt, die die Immunabwehr dämpfen. Nachfolgende Studien zeigen, daß eine extreme Streßphase oft genau mit der Inkubationszeit für eine Erkältung, nämlich 24 bis 72 Stunden, zusammenfällt.

Wenn Sie Ihre Sorgen einfach nicht aus dem Kopf bekommen, sollten Sie sie aufschreiben und so etwas Abstand dazu schaffen. Unterteilen Sie anschließend jedes Problem in kleinere Abschnitte. Überlegen Sie, wo Sie etwas ändern können und wie. Machen Sie dann einen realistischen Zeitplan für die Dinge, die Sie ändern können. Schauen Sie sich die Faktoren an, auf die Sie keinen Einfluß haben. Überlegen Sie, was schlimmstenfalls passieren kann, wenn Sie nichts ändern können. Betrachten Sie solche Situationen als Herausforderung und nicht als unüberwindbare Hindernisse. Geben Sie diese Herausforderungen dann in eine »geistige Schublade«, mit deren Inhalt Sie sich später wieder beschäftigen werden, und konzentrieren Sie sich auf Ihr Leben in der Gegenwart.

42 Lachen ist die beste Medizin.

Es gibt immer mehr Anhaltspunkte dafür, daß Menschen, die ständig Ärger und andere feindselige Gefühle mit sich herumtragen, für alle Arten von Erkrankungen anfälliger sind, von Schnupfen und Grippe bis hin zu chronischen und lebensbedrohlichen Krankheiten. Niemand weiß genau, weshalb Lachen die beste Medizin ist, aber Ärzte schreiben dem herzhaften Lachen eine ebenso gesundheitsfördernde und positive Wirkung zu wie dem Ausdauersport: eine verbesserte Herz-, Atem- und Kreislaufleistung nämlich. Und Lachen regt, ebenso wie Sport, die Freisetzung von Endorphinen an – opiatähnlichen Hormonen, die Schmerzen dämpfen, Wohlgefühl vermitteln und Depressionen lindern. Es ist kein Zufall, daß man zur Zeit an ziemlich vielen Krankenhäusern und Kliniken auf der ganzen Welt den Zusammenhang zwischen Lachen und Selbstheilungskraft untersucht. Lachen ist für jeden gesund. Und wer gerne und viel lacht, wird sicher nicht lange ärgerlich sein.

43 *Schließen Sie Freundschaften.*

Menschen, die ein stützendes System aus Familie, Partner, Freunden, Kollegen, und/oder gesellschaftlichen Organisationen haben, leben auch ein Leben »außerhalb ihrer selbst«. Eher isoliert lebende Menschen – ob aus freien Stücken oder umständehalber – bekommen häufiger Erkältungen und Grippe mit schwereren Symptomen als diejenigen, die gesellschaftlich stärker eingebunden sind. Untersuchungen, darunter auch an der Common Cold Research Unit in England durchgeführte Studien, erhärten die These, daß Einzelgänger häufiger Erkältungen und ernstere Krankheiten bekommen – und länger damit zu kämpfen haben – als »fest eingebundene« Vergleichspersonen. Eine Theorie sieht den Grund dafür vor allem in den Depressionen, an denen einsame Menschen oft leiden. Bei Depressionen werden weniger krankheitsbekämpfende Immunglobuline gebildet, was den Betroffenen wiederum besonders anfällig macht für alle möglichen Schnupfen- oder Grippeviren.

44 Planen Sie Belohnungen und schöne Zeiten in Ihr Leben ein.

Wenn Sie bewußt »Vergnügungspausen« in den Alltag einplanen, halten Sie damit auch Ihr Immunsystem in Schuß und bekommen seltener Schnupfen oder Grippe. Gönnen Sie sich eine Pause, wenn es gerade besonders stressig zugeht, und gehen Sie einen guten Freund besuchen. Entfliehen Sie der Realität für zwei Stunden und schauen Sie sich zu Hause oder im Kino einen Film an, den Sie schon immer sehen wollten. Lesen Sie ein Buch Ihres Lieblingsautors, oder spielen Sie eine Runde Tennis mit Freunden, mit denen Sie besonders viel Spaß haben können.

1994 von dem Psychologen Dr. Arthur Stone von der State University von New York in Stony Brook veröffentlichte Ergebnisse zeigten, daß Menschen, die sich belohnen, indem sie etwas tun, was ihnen besonders Freude macht, damit ihr Immunsystem für mehrere Tage richtiggehend ankurbeln. Im Gegensatz dazu zeigten sich beim Immunsystem von Probanden, die nichts als nervtötenden Streß vor sich sahen, sofort negative Auswirkungen.

45 Planen Sie Arbeitspausen und Urlaube ein.

Einschlägige Studien belegen, daß die Menschen glücklicher, produktiver und gesünder sind, wenn sie regelmäßige Arbeitspausen machen, ganz gleich, welcher Tätigkeit sie nun nachgehen. Ein gelegentlicher Tapetenwechsel, eine Veränderung von Lebenstempo und Aktivitäten machen Sie geistig und körperlich wieder frisch, und gleichzeitig kommt Ihr Immunsystem richtig in Schwung – wie immer, wenn Sie sich gut fühlen.

46 Bemühen Sie sich um Ausgewogenheit im Leben.

Yin und Yang, Arbeit und Vergnügen, Abwechslung und Ausgewogenheit. Eine ausgewogene Mischung – wo nicht Ihr ganzes Selbstwertgefühl und Glück nur von einem Aspekt Ihres Lebens abhängt, sei es der gesellschaftliche Bereich, der Beruf oder die Familie – ist gesund. Ein Ungleichgewicht, wenn Sie also Ihre ganze Zeit und psychische Energie in nur einen Lebensbereich investieren, kann leicht zu Angstzuständen und Depressionen führen, wenn etwas schiefgeht. Reizbarkeit, eine gewisse Abwehrhaltung und Vereinsamung sind oft die Folge, und all das wirkt sich negativ auf Ihr Immunsystem aus.

Sport

47 Halten Sie Ihr Immunsystem mit regelmäßigem Ausdauersport in Form.

Sport ist wichtig, um gesund zu bleiben, und hier zählen vor allem die aeroben, also die Ausdauersportarten. Sie sorgen nämlich dafür, daß Ihr Herz schneller schlägt und damit mehr Blut durch den Körper pumpt; sie beschleunigen die Atmung und damit den Sauerstofftransport von den Lungen ins Blut; und sie bringen Sie zum Schwitzen, wenn Ihr Körper richtig aufgeheizt ist.
Kennzeichnend für eine aerobe Sportart ist, daß die Körperzellen die Fähigkeit entwickeln, sich größere Mengen an Sauerstoff aus dem Blut zu holen; daß das Herz größer wird und damit seine Pumpleistung steigert; und daß die Zellen leichter Sauerstoff aufnehmen können.

Ausdauersport hilft Streß abbauen (der Körper wird dadurch überschüssiges Adrenalin los) und Depressionen lindern (weil dabei Endorphine freigesetzt werden). Er verbessert den Muskeltonus, kräftigt die Knochen und stärkt das Immunsystem. Eine im Juni 1994 in *Men's Health* veröffentlichte Studie der California State University zeigte, daß schon 30 Minuten Ausdauersport sich unmittelbar positiv auswirken, nämlich die Spannungen im Körper reduzieren und Substanzen im Blut freisetzen, die das Immunsystem aktivieren. Eine Untersuchung der Loma-Linda-Universität, die im Januar 1993 in *Redbook* erschien, belegte eine Zunahme der natürlichen »Killerzellen« im Körper, wenn zwei- bis viermal die Woche 20 bis 40 Minuten lang trainiert wird.

Ausdauersport ist ein gutes Training, aber viele Sprünge und harte Landungen auf dem Boden sind nicht so gut, weil das die Knie und andere Gelenke belasten kann. Neueste Studien beweisen, daß selbst sehr gemäßigter Sport hilfreich und gesund ist. Was immer Sie in dieser Richtung tun wollen, sprechen Sie zuerst mit Ihrem Hausarzt über Ihre Ziele und die Art von Sport, die Sie sich vorstellen.

48 Versuchen Sie's mit Akupressur, wenn Sie – aus welchen Gründen auch immer – keinen Sport machen können.

Wenn Sie durch Arthritis oder eine andere schmerzhafte Krankheit in Ihrer Beweglichkeit eingeschränkt sind und deshalb keinen Sport machen können, um Ihr Immunsystem zu stärken, könnte Akupressur das richtige für Sie sein. Bei der Akupressur werden durch Druck mit den Fingerkuppen bestimmte Punkte am Körper aktiviert oder stimuliert, was eine Linderung der Schmerzen bewirkt.

Die Akupressur geht – wie ihr Vetter, die Akupunktur – von festgelegten Druckpunkten und als »Meridiane« bezeichneten Leitungsbahnen überall am Körper aus, durch die die Lebensenergie fließen soll. Befürworter dieser Methode sagen, daß man durch Druck auf diese strategischen Punkte den Körper dazu anregen kann, Endorphine ins Blut abzugeben, die wiederum Schmerzen lindern und die Entspannung fördern.

Akupressur kann vor allem für solche Menschen hilfreich sein und Streß abbauen helfen, die chronische Schmerzen haben oder in ihrer Beweglichkeit eingeschränkt sind. In dem Buch »Selbsthilfe bei Arthritis und Rheuma« von Michael Reed Gach [5] finden Sie viele wertvolle Tips für die Anwendung der Akupressur.

Wenn Sie an Arthritis oder einer anderen, mit Bewegungseinschränkungen verbundenen Krankheit leiden, sollten Sie zuerst mit Ihrem Arzt sprechen, bevor Sie mit Akupressur oder ähnlichem beginnen.

49 Trainieren Sie Ihren Körper und Geist durch meditative Bewegungstherapien.

Meditation oder meditative Bewegung – die Aufmerksamkeit richtet sich nach innen, so daß Sie Ihren Geist von den Gedanken freimachen und sich auf Ihre Sinne konzentrieren können – ist eine Form von erlernter Entspannung, die die Abgabe von Endorphin in den Blutkreislauf und die Bildung von Antikörpern stimuliert. Meditative Bewegungstherapien wie Yoga und T'ai Chi sind nicht nur ein gutes Körpertraining (vor allem für diejenigen, die sich mit schweißtreibenden Sportarten nicht anfreunden können), sondern man erreicht durch ihre meditative Komponente auch einen höheren Bewußtseinszustand, was wiederum Streß abbauen hilft.

• **T'ai Chi** (auch Taijiquan) basiert auf den gleichen Grund-prinzipien wie andere chinesische Therapieformen, die zur Harmonisierung des Organismus die Lebensenergie (Chi) wieder in Fluß bringen. Oft auch als Meditation in der Bewe-gung bezeichnet, werden beim T'ai Chi langsame, bedächti-ge, aufeinander abgestimmte Bewegungen gemacht, die Körperkraft, geistige Klarheit und innere Gelassenheit positiv beeinflussen. Obwohl die Übungen recht sanft und unange-strengt sind, werden beim T'ai Chi doch alle Regionen des Körpers durchgearbeitet.

• **Yoga** ist eine Körper-Geist-Therapie, bei der vorgeschrie-bene Körperpositionen mit Atemübungen und speziellen, maßvollen Bewegungen kombiniert werden. Diese meditati-ve, aus Indien kommende Bewegungsform hat eine positive Wirkung auf Körper und Geist, hilft Schmerzen zu lindern und Streß abzubauen. Yogakurse finden auch bei uns immer mehr Anhänger. Krankenkassen haben den thera-peutischen Nutzen erkannt und beteiligen sich oft im Rahmen ihres Gesundheitsvorsorgeprogramms an den Kosten.

3. Tips zur Behandlung von Schnupfen und Grippe

Im Jahr 1993 gaben allein die Amerikaner über 2,3 Milliarden Dollar für mehr als 300 rezeptfreie Schnupfen- und Grippemittel aus. Da ein Patentrezept gegen Schnupfen- oder Grippeviren immer noch nicht in Sicht ist, kann eine Behandlung bestensfalls eine gewisse Erleichterung bringen, die Symptome abschwächen oder die Dauer der Erkrankung verkürzen. Die meisten Schnupfen- und Grippemittel haben ein breites Wirkungsspektrum und lindern daher eher die Symptome, als bestimmte Viren zu attackieren. Sie lassen sich in fünf Kategorien unterteilen: Analgetika, Antihistaminika, Hustenmittel; abschwellende und Inhalationsmittel; und anästhesierend wirkende Mittel für die Atemwege.

Es gibt keinen zuverlässigen Schutz vor Schnupfen oder Grippe und ebensowenig eine einzig richtige Form der Behandlung. So haben wir zahllose Möglichkeiten, von altbekannten Hausmitteln bis zu Medikamenten, die nur der Arzt verschreiben darf, um diesen Erkrankungen zu Leibe zu rücken. Hier nun ein paar Tips aus verschiedenen Bereichen, wie Sie Schnupfen und Grippe besser überstehen:

50 Wann Sie Symptome nicht behandeln sollten.

Die Forschung hat gezeigt, daß die Symptome Ursache dafür sind, daß Sie sich krank fühlen, und nicht die eindringenden Schnupfen- oder Grippeviren. Symptome sind aber alles andere als funktionslose Erkennungszeichen (wie man lange annahm, bis neueste Studien diese Anschauung revidierten); Symptome sind ein Teil des Heilprozesses – der Beweis dafür, daß das Immunsystem gegen die Krankheit kämpft. Deshalb sieht der heutige Behandlungsansatz bei Schnupfen und Grippe so aus, daß man nicht mehr gegen ein Symptom angeht, es sei denn, das ist absolut notwendig.

Zur Verdeutlichung: Fieber ist nicht nur ein Hinweis darauf, daß wir ernsthaft krank sind, uns eine Grippe oder eine andere Infektionskrankheit zugezogen haben, es zeigt auch, daß der Körper versucht, die Viren durch eine höhere Temperatur als die normale abzutöten (Viren gedeihen besonders gut bei 30 °C und darunter). Zudem können die keimtötenden Blutproteine im durch Fieber aufgeheizten Körper schneller und wirksamer zirkulieren. Deshalb sollten Sie, so die neue Ansicht der Mediziner, lieber die Unannehmlichkeiten eines Fieberschubs ein oder zwei Tage ertragen, statt es mit einem Fieber- oder Schmerzmittel zu senken – das könnte nämlich den Nebeneffekt haben, daß Ihre Erkältung oder Grippe dann länger dauert. (Erwähnt sei in diesem Zusammenhang, daß

Forschungen zufolge Aspirin® nicht nur Ihr Fieber senkt, sondern auch Ihre Ansteckungsfähigkeit erhöht, weil das Medikament bewirkt, daß Sie mit den Schleimabsonderungen erheblich mehr Viruspartikel »ausscheiden«.)

Neueste Studien von Forschern der Johns-Hopkins-Universität haben ergeben, daß Schmerzmittel das Immunsystem sogar schwächen können. Die Ärzte gelangen allmählich zu der Überzeugung, daß eine Erkältung oder eine Grippe schneller vorbei ist, wenn Sie *kein* Schmerzmittel nehmen, und die eindringenden Viren dann auch ganz abgetötet werden. (Sie wissen: Fieber kann auch ein Hinweis auf eine Sekundärinfektion sein, nämlich wenn es drei Tage oder länger bei 38,3 °C oder darüber liegt, oder wenn es von Anfang an 38,3 °C übersteigt. In diesen Fällen sollten Sie an eine Selbstbehandlung nicht einmal denken, sondern sofort Ihren Arzt rufen.)

Auch der Husten mit Auswurf ist ein Mittel von Mutter Natur, die Atemwege von sich ansammelndem Schleim freizumachen – er fängt Krankheitskeime ein und befördert sie weiter zu den Lymphdrüsen oder anderen »Reinigungssystemen« des Körpers. Wenn Sie ein hustendämpfendes Mittel nehmen, unterdrücken Sie damit möglicherweise eine hilfreiche Heilfunktion des Körpers: Immer mehr Experten sind der Ansicht, daß es besser ist, einen »Schleimhusten« nicht zu behandeln.

Die verstopfte Nase ist ein weiteres Symptom, das man am besten nur ganz sanft oder überhaupt nicht behandeln sollte. Ein abschwellendes Mittel macht blockierte Atemwege wieder durchgängig, indem es die Durchblutung der zu Nase und Rachen führenden Blutgefäße hemmt. Allerdings, so sagen die Ärzte, *will* man ja häufig eine verstärkte Durchblutung, weil der infizierte Bereich dadurch erwärmt wird und die Absonderungen aus der Nase die Krankheitskeime besser aus dem Körper hinausbefördern können.

Medikamente

51 Fragen Sie nach freiverkäuflichen Generika.

Viele Medikamente begannen als rezeptpflichtige Arzneimittel, die zu weit höheren Preisen verkauft wurden, ehe sie als Generika erhältlich waren. Die amerikanische Lebens- und Arzneimittelbehörde (FDA) hat bei vielen die Verschreibungspflicht aufgehoben, sobald die Wirksamkeit des Mittels nachgewiesen war.

Umfragen haben ergeben, daß die Amerikaner zu schätzungsweise 60 Prozent ihre Erkältung oder Grippe mit freiverkäuflichen Arzneimitteln selbst behandeln (vielleicht nicht immer mit dem gewünschten Erfolg). Das gleiche trifft auch hierzulande zu. Sprechen Sie Ihren Arzt oder Apotheker auf wirksame Alternativpräparate zu verschreibungspflichtigen Medikamenten an.

52 Halten Sie Ausschau nach Eigenmarken des Drogeriemarktes.

Wenn Sie im Drogerie- oder Supermarkt freiverkäufliche Präparate holen, sollten Sie auf Eigenmarken des jeweiligen Unternehmens achten. Die Firmen kaufen viele Präparate in großen Mengen und verkaufen sie dann unter ihrem eigenen Namen oder Etikett – meistens erheblich billiger. Solche Produkte enthalten im allgemeinen die gleichen Wirkstoffe und sind genauso effektiv wie die bekannter Marken. Lernen Sie Inhalt und Wirkstoffe der verschiedenen Arzneimittel zu vergleichen.

53 Nehmen Sie Analgetika zur Schmerzlinderung und/oder um das Fieber zu senken, wenn Sie sehr starke Beschwerden haben.

Wir haben zwar gesagt, daß es besser ist, Schnupfen- oder Grippesymptome nicht zu behandeln. Aber manchmal bereiten Fieber oder Gliederschmerzen solche Beschwerden, daß Sie nicht zu Ihrer dringend notwendigen Erholung kommen. Wenn Sie etwas gegen Fieberschmerzen tun müssen, sollten Sie, die notwendige Umsicht vorausgesetzt, ein freiverkäufliches Analgetikum nehmen. Analgetika sind Medikamente, die Sie gegen Schmerzen unempfindlicher machen, und sie haben auch antipyretische, also fiebersenkende, Wirkung. Die gängigsten Analgetika zur Behandlung von Gliederschmerzen bei Erkältung und Grippe sind Aspirin®, Paracetamol und Ibuprofen – alle ohne Rezept erhältlich.

Aspirin® und Ibuprofen hemmen die Produktion von Prostaglandin, der Substanz, die freigesetzt wird, wenn Sie sich verletzen, und die dem Gehirn Schmerzempfindungen signalisiert, während Paracetamol die Schmerzimpulse im Gehirn selbst blockiert.

Diese drei gängigsten Analgetika wollen wir uns nun etwas näher anschauen:

• **Aspirin®** **(Acetylsalicylsäure):** *Wirkung:* Entzündungshemmend, fiebersenkend, schmerzlindernd. *Form(en):* Einfach, als Kombinationspräparat oder gepuffert (letzteres ist besser verträglich für den Magen). *Gängige Handelsnamen:* Aspirin® oder ASS Ratio® (in reiner Form), Thomapyrin C® (mit Paracetamol und Vitamin C kombiniert), Aspirin direkt® (gepuffert). *Erwachsenendosis:* Üblicherweise zwei Tabletten à 300 mg alle 3–4 Stunden, je nach Bedarf. *Mögliche Nebenwirkungen:* Kann die Magenschleimhaut reizen, Übelkeit und Schmerzen verursachen, in Ausnahmefällen sogar ein Magengeschwür, Ohrensausen; kann bei Unverträglichkeit innere Blutungen auslösen; wird nicht vor Operationen gegeben, da es gerinnungshemmend wirkt; langfristiger und übermäßiger Gebrauch kann zu einer Schädigung der Nieren führen. Bei Kindern und Jugendlichen (16 und darunter) sollte man Schnupfen und Grippe wegen ihrer Anfälligkeit für das Reye-Syndrom (akute, meist tödliche Leber-Hirnerkrankung) nicht mit Aspirin® behandeln.

● **Paracetamol:** *Wirkung:* Fiebersenkend und schmerzlindernd, aber nicht entzündungshemmend. *Form(en):* Als Tablette oder flüssig (letzteres im allgemeinen für Kinder). *Gängige Handelsnamen:* ben-u-ron® Treupel mono®· *Erwachsenendosis:* Wie bei Aspirin®, zwei Tabletten à 300 mg alle 3–4 Stunden. *Mögliche Nebenwirkungen:* Langfristiger und übermäßiger Gebrauch kann zu Leberschäden führen, insbesondere in Verbindung mit Alkohol.

● **Ibuprofen:** *Wirkung:* Fiebersenkend, Gliederschmerzen lindernd, entzündungshemmend. *Form(en):* Tabletten. *Gängige Handelsnamen:* Brufen® , Imbun® , *Erwachsenendosis:* In der Regel zwei Tabletten à 200 mg alle 3–4 Stunden; die empfohlene maximale Tagesdosis ist 1200 mg, obwohl normalerweise eine viel stärkere Dosis verschrieben wird. *Mögliche Nebenwirkungen:* Kann die Magenschleimhaut reizen und Magenblutungen verursachen (weniger schädlich für den Magen als Aspirin®, schädlicher als Paracetamol); langfristiger und übermäßiger Gebrauch in hoher Dosierung kann manchmal zu Nierenproblemen führen.

Allergische Reaktionen auf eines oder mehrere dieser Analgetika sind möglich, und wer auf Aspirin® allergisch reagiert, tut das möglicherweise auch bei Ibuprofen. Sprechen Sie in jedem Fall vor einer Selbstbehandlung mit Ihrem Arzt, besonders aber wenn Sie an einer chronischen Herz-, Nieren-, Magen- oder Lungenkrankheit leiden.

54 Versuchen Sie Ihren Schnupfen nicht mit Gewalt loszuwerden.

Kombinationspräparate sollen oft alle Schnupfen- und Grippesymptome lindern, deshalb ist es durchaus nichts Ungewöhnliches, daß in einem Medikament abschwellende und antihistaminische Wirkstoffe enthalten sind, die gegen eine verstopfte Nase, eine ständig laufende Nase, Niesen, und gegen juckende oder tränende Augen helfen sollen. Eine ganze Reihe dieser Kombinationspräparate wird in Retardform angeboten. Experten auf dem Gebiet der Erkältungskrankheiten raten jedoch davon ab, solche Präparate zur möglichst schnellen Beseitigung aller möglichen Symptome einzusetzen.

»Das Problem bei diesen kombinierten Schnupfenmitteln ist, daß die Dosierung nicht ausreicht, um jedes einzelne Symptom befriedigend zu lindern«, sagt Dr. Ellen O'Connor von der Thomas-Jefferson-Medical-Universität in Philadelphia. »Außerdem enthalten sie oft viele zusätzliche Inhaltsstoffe, die man gar nicht braucht, wie etwa Alkohol oder Koffein.« Um ein Beispiel zu nennen: Manche flüssigen Schnupfenmittel enthalten 25 Prozent Alkohol – doppelt so viel wie die meisten Weine und mehr als die Hälfte von einem 40%igen Schnaps.

Die Ärzte weisen auch darauf hin, daß manche Retardpräparate die Inhaltsstoffe in den festgelegten Abständen in zu niedriger Dosierung freigeben, um wirklich wirksam zu sein. Außerdem enthalten manche dieser Medikamente Kombinationen, die sich in der Wirkung gegenseitig aufheben: Ein kombiniertes Schnupfenmittel, das die Müdigkeit beseitigen soll und gleichzeitig den Schlaf fördert. Oder ein kombiniertes Hustenmittel, das der Werbung zufolge den Husten dämpft und das Abhusten von hustenauslösendem Schleim fördert. Statt dessen empfehlen die Ärzte, mit einem Monopräparat das Schnupfen- oder Grippesymptom zu behandeln, das Ihnen am meisten Beschwerden macht – also bei starken Gliederschmerzen zum Beispiel ein Analgetikum zu nehmen.

55 Sorgen Sie mit einem abschwellenden Mittel für eine freie Nase.

Abschwellende Mittel machen die Nase freier und erleichtern damit das Atmen. Die darin enthaltenen Wirkstoffe verursachen eine Verengung der durch die Infektion angeschwollenen Blutgefäße der Nebenhöhlen und der Nasenschleimhaut, so daß die Schwellung und Entzündung zurückgeht und das Atmen leichter wird. Im Gegensatz zu den Antihistaminika trocknen abschwellende Mittel die Nasenschleimhaut nicht aus, sondern sorgen dafür, daß überhaupt weniger Schleim produziert wird.

Abschwellende Mittel gibt es als Tabletten oder Lösungen (zum Einnehmen) und als Tropfen oder Sprays (zur äußerlichen, örtlichen Anwendung). Die oralen Präparate sind systemisch – sie wirken auf den ganzen Körper – und können den Blutdruck erhöhen. Durch ihre anregende Wirkung können sie auch Unruhe und Schlaflosigkeit verursachen. Fragen Sie im Zweifelsfall bei Ihrem Arzt oder Apotheker noch einmal nach, ob das Mittel für Sie auch geeignet ist. Wer Antidepressiva einnimmt, hohen Blutdruck oder eine Herzkrankheit hat oder wegen Prostatakrebs behandelt wurde oder wird, sollte keine abschwellenden Mittel verwenden.

Die Public Citizen's Health Research Group (PCHRG) rät in einer ausführlichen Abhandlung über Medikamente, vom Gebrauch oraler abschwellender Mittel ab, weil sie »große Mengen amphetaminähnlicher Substanzen enthalten, die die Herzfrequenz und den Blutdruck erhöhen können.« [10] Als abschwellendes Mittel ist in Deutschland Rhinopront® . (Inhaltsstoffe: Phenylephin HCl und Carbonxamin hydrogenmaleat) am weitesten verbreitet. *Achtung:* Das Mittel wirkt gefäßverengend und darf deshalb nur bei ärztlicher Verordnung eingenommen werden.

Die PCHRG empfiehlt von Schnupfen und Grippe geplagten Menschen, sich lieber an abschwellende Nasentropfen oder -sprays zum äußerlichen Gebrauch zu halten: »Sie bekommen dann 1/25stel der Menge von dem Mittel in die Nase, dort wo Sie's brauchen, statt im ganzen Körper.« Sie rät auch dringend, sich an die Hinweise auf dem Beipackzettel zu halten.

56 *Verwenden Sie ein Nasenspray maximal drei Tage.*

Der Vorteil von freiverkäuflichen Inhalationsmitteln ist, daß sie die Atemwege schnell und gezielt frei machen. Der Nachteil ist, daß es leicht zu einem sogenannten »Rebound-Infekt«, einem Rückfall, kommen kann und die Nase länger verstopft ist, als der Schnupfen dauert, wenn man sie mehr als drei Tage hintereinander benützt, und möglicherweise auch zu einer Abhängigkeit von dem Mittel.

Sollten Sie sich jetzt fragen, wie es möglich ist, daß man so schnell abhängig wird, kann Ihnen die folgende Erklärung über die typische Entstehung des Rebound-Effektes weiterhelfen: Wenn sie drei Tage hintereinander künstlich kontrahiert worden sind (durch Anwendung eines Sprays, das die geschwollenen Kapillargefäße, die zu einer verstopften Nase führen, zusammenzieht), ermüden die winzigen Muskeln im Nasenrachenraum, sprechen auf das Spray nicht mehr an und schwellen noch stärker an als vorher. Der einzige Weg, die Atemwege dann wieder frei zu bekommen, ist der erneute Gebrauch des Inhalationsmittels. Ärzten zufolge kommt es recht häufig vor, daß sie Patienten langsam von Nasensprays entwöhnen müssen, die sie über einen zu langen Zeitraum benützt haben.

Die PCHRG empfiehlt Nasentropfen oder -sprays, die Oxymetazolin-Hydrochlorid enthalten (Nasivin® zum Beispiel), Xylometazolin-Hydrochlorid (Otriven®), oder die entsprechenden Generika.

57 Nehmen Sie bei Schnupfen oder Grippe keine Antihistaminika.

Antihistaminika sind Medikamente, die die Wirkung von Histaminen blockieren – natürlichen chemischen Substanzen (Antikörper), die der Körper bei einer allergischen Reaktion freisetzt. Antihistaminika helfen zwar bei Heuschnupfen gegen das Augentränen, die laufende Nase und den Juckreiz, aber Untersuchungen belegen, daß sie bei einem durch Rhinoviren verursachten Schnupfen wenig positive Wirkung zeigen. 1987 durchgeführte Doppelblindversuche erbrachten keine Unterschiede bei der Symptomatik und Schleimbildung der mit dem Rhinovirus geimpften Gruppen, von denen die eine Antihistaminika und die andere Placebos bekam.

Der Einsatz von Antihistaminika zur Linderung der Beschwerden bei Erkältungen oder Grippe kann sich in zweifacher Hinsicht negativ auswirken: Sie trocknen die Schleimhäute aus (gerade wenn das Immunsystem die eindringenden Viren mit Hilfe des Schleims über das Lymph- und andere Reinigungssysteme des Körpers hinausbefördern soll) und können sehr schläfrig machen. Antihistaminika können sogar bewirken, daß der Schleim dicker und zähflüssiger wird (wenn er trocknet), was die Nase noch mehr verstopft und schließlich zu Husten führen kann. Als weitere Nebenwirkungen können noch Schwindelgefühle, Appetitmangel, Mundtrockenheit, Übelkeit, Sehstörungen und/oder Schwierigkeiten beim Wasserlassen auftreten.

Schnupfenmittel auf Antihistaminbasis, die eine verstopfte Nase wieder durchgängig machen und den Husten dämpfen sollen, werben oft damit, daß ihre Inhaltsstoffe die Schleimabsonderung stoppen und gleichzeitig die für den Hustenreiz verantwortlichen Nervenimpulse im Gehirn unterdrücken. Aber, wie wir schon an anderer Stelle gesagt haben: Wenn Sie Ihr Immunsystem auf vollen Touren laufen lassen, damit es die Viren möglichst wirksam selbst abtötet, werden Sie gar nicht mehr als ein Symptom auf einmal behandeln wollen. Gehen Sie also lieber den direkten und damit besseren Weg und zwar mit weniger Medikamenten – also ein Hustenmittel gegen den Husten oder ein abschwellendes Mittel gegen die verstopfte Nase.

58 *Verwenden Sie Hustenmittel sparsam und mit Vernunft.*

Husten ist einer der Mechanismen, mit dessen Hilfe sich die Lunge von eindringenden Partikeln wie Viren, Bakterien und inhaliertem Rauch befreit. Der normalerweise auf den Lungenwänden sitzende Schleim wird durch die Sekretionen im Zuge der Immunreaktion dicker, wenn Sie eine Erkältung oder Grippe haben. Diese zähflüssige, viskose Substanz hilft dem Körper, eindringende Krankheitskeime einzufangen, so daß sie mit Hilfe der Flimmerhärchen über die Luftwege wieder hinausbefördert werden können. Das Resultat des Ganzen ist ein Abhusten von dickem, virusgesättigtem Schleim oder Auswurf.

Ein Husten, der Schleim oder Auswurf hochbringt, ist ein »guter Husten« und wird auch produktiver Husten genannt. Statt ihn medikamentös zu behandeln, sollten Sie ihn lieber unterstützen, indem Sie warme oder heiße Flüssigkeiten auf Wasserbasis (natürliche Expektorantia) trinken, damit der Schleim dünner wird (und Sie ihn leichter abhusten können) und die Atemwege schön feucht bleiben.

Im Gegensatz dazu ist der nichtproduktive Husten (auch als Reizhusten bezeichnet) trocken und abgehackt, ohne Schleim, eine häufige Begleiterscheinung bei Schnupfen und Grippe. Da er keine Reinigung der Lunge bewirkt, neigen Ärzte in diesem Fall eher dazu, ein Hustenmittel zu verschreiben, vor allem damit der Patient ruhig schlafen kann. Versuchen Sie es bei einem Husten ohne Auswurf mit einem Hustensedativum oder Antitussivum. Die Public Citizen's Health Research Group (PCHRG) empfiehlt Hustenmittel mit Dextromethorphan (z. B. Neo Tussan®). Wenn Sie unbedingt etwas gegen Ihren Husten nehmen müssen, sollten Sie aber Hustenmittel auf Alkoholbasis oder solche mit anästhesierenden Narkotika – wie zum Beispiel Codein – meiden, denn beides kann abhängig machen. Narkotika führen außerdem oft zu Verstopfung.

59 Lindern Sie Halsschmerzen mit anästhesierenden Pastillen und Gurgelmitteln.

Wenn Sie etwas gegen Halsschmerzen brauchen, dann helfen Lutschpastillen auf Menthol-, Benzocain- oder Phenolbasis meistens am besten. Sie halten den Rachen feucht, wirken leicht anästhesierend und geben Ihnen gleichzeitig das Gefühl, daß die Atemwege freier sind. Halten Sie in jedem Fall die Hinweise zur Dosierung ein. Auch solche Pastillen sind Medikamente, deren Inhaltsstoffe bei übermäßigem Gebrauch den ohnehin schon entzündeten Hals noch weiter reizen können.

Keine dieser Halspastillen oder ähnlicher Mittel bringt mehr als eine vorübergehende Linderung. Die FDA hält folgende Wirkstoffe zur Behandlung von Halsschmerzen für sicher und wirksam:

- Benzocain (z. B. Anaesthesin®-Pastillen)
- Hexylresorcin (Hexoral®)
- Menthol (z. B. Salviathymol®, Inspirol®)

Handelsübliche Mundwässer und Gurgelmittel können Halsschmerzen vorübergehend lindern. Sie besitzen jedoch keine keimtötende Eigenschaften, und ebensowenig bewirken sie eine Heilung, trotz der enthaltenen Wirkstoffe, die das vermuten ließen, so die Aussage der FDA-Experten.

Des weiteren warnen die Experten davor, als Mittel gegen Halsschmerzen Kaugummi zu kauen, der Acetylsalicylsäure enthält. Ihre Tests haben keine hinreichenden Nachweise erbracht, daß örtlich angewendetes Aspirin® Halsschmerzen lindert (sie meinen sogar, daß es entzündete Schleimhäute noch mehr reizt).

Ärztliche Behandlung

60 *Lassen Sie bei Halsschmerzen lieber nachschauen, ob eine Streptokokken-Angina dahintersteckt.*

Wenn Sie ein Medikament zur Linderung von Halsschmerzen nehmen, sollten Sie darauf achten, daß Sie damit nicht eine Streptokokken-Angina verdecken, eine bakterielle Sekundärinfektion, die sich zu rheumatischem Fieber, Ohrenschmerzen oder einer Meningitis auswachsen kann, wenn sie nicht rechtzeitig erkannt und entsprechend behandelt wird. Streptokokken-Infektionen sind besonders häufig bei Kindern und oft kaum von einer normalen Halsentzündung zu unterscheiden.

Die wichtigsten Symptome einer Streptokokken-Angina kennen Sie ja inzwischen (sie sind in Kapitel 1 nachzulesen). Wenn Ihre Halsschmerzen nicht weggehen und auch die sonstigen Kriterien gegeben sind, sollte eine kulturelle Untersuchung des Rachenabstrichs gemacht werden.

61 Bitten Sie Ihren Arzt, Ihnen zur Linderung der Symptome bei Virusgrippe Typ A Amantadin zu verschreiben, wenn Sie zu einer Risikogruppe gehören.

Wenn Sie lungen- oder herzkrank sind oder eine andere chronische Krankheit haben, älter als 65 sind, in einem Pflegeheim oder einer ähnlichen Institution leben oder arbeiten – und versäumt haben, sich rechtzeitig gegen Grippe impfen zu lassen und jetzt Grippesymptome haben –, dann sind Sie möglicherweise ein Kandidat für das verschreibungspflichtige Virostatikum Amantadinhydrochlorid. Wenn es in den ersten 20–48 Stunden nach Auftreten von Symptomen eingenommen wird, verkürzt und erleichtert dieses Medikament im allgemeinen den Verlauf der Typ-A-Grippe, so Dr. John R. LaMontagne vom US-Institut für Allergien und Infektionskrankheiten. »Es kann die Zahl der Tage, die Sie Fieber und andere Grippesymptome haben, um die Hälfte reduzieren«, sagt er und merkt dazu noch an, daß die Krankheit selbst dann noch leichter verläuft, wenn man das Medikament erst am dritten Tag nach der Erkrankung nimmt. Amantadin birgt aber auch das Risiko von Nebenwirkungen, vor allem bei älteren Menschen. Fünf bis zehn Prozent der Patienten, die es nehmen, leiden an Übelkeit, Verwirrtheit und/oder Schlaflosigkeit, berichten die amerikanischen Gesundheitsämter.

62 Nehmen Sie bei Schnupfen oder Grippe keine Antibiotika, es sei denn, Sie und Ihr Arzt wissen, daß Sie an einer Sekundärinfektion wie Sinusitis oder Streptokokken-Angina leiden.

Antibiotika können gegen Viren nichts ausrichten, sind also als Mittel zur Behandlung von Schnupfen oder Grippe ungeeignet. Dennoch drängen viele Leute ihren Arzt, sie ihnen zu verschreiben.

»40 bis 60 Prozent aller Antibiotika werden in den USA zu unrecht verschrieben«, meint Dr. Sidney M. Wolfe, Leiter der Public Citizen's Health Research Group. Außerdem sind eine ganze Reihe von Bakterien, die schwere Erkrankungen auslösen, inzwischen gegen Penicillin und andere Breitband-Antibiotika resistent. Die Centers for Disease Control and Prevention (CDC) berichteten im Frühjahr 1994, daß 28 Prozent der Kinder mit Ohreninfektionen auf Penicillin und andere Breitband-Antibiotika nicht mehr ansprechen. Das trifft auch hierzulande zu. Die Ärzte wurden deshalb aufgerufen, beim Verschreiben von Antibiotika besondere Umsicht walten zu lassen.

Außerdem empfiehlt es sich, die Hausapotheke nach alten Medikamenten zu durchforsten und sie auszusortieren. Irgendwelche Restbestände und Medikamente jenseits des Verfallsdatums sind nicht unbedingt dazu geeignet, Ihr akutes Virusproblem zu beseitigen, selbst wenn Sie eine bakterielle Komplikation haben, denn ein halbes Arzneimittel wirkt eben nur halb.

63 Behandeln Sie Infektionen der Nebenhöhlen möglichst früh.

Bis vor kurzem nahm man an, daß eine Infektion der Neben-höhlen, oder Sinusitis, als bakterielle Komplikation immer im Anschluß an eine Erkältung oder Grippe auftritt. Inzwischen ist durch die Forschungsarbeit des Experten für Erkältungs-krankheiten, Dr. Jack M. Gwaltney jr., am University of Virginia Medical Center belegt, daß manche Infektionen der Neben-höhlen gleichzeitig mit der Virusinfektion beginnen. Seinem Bericht im *New England Journal of Medicine* vom Januar 1994 zufolge konnte Dr. Gwaltney eine früh beginnende Ent-zündung von einer oder mehrerer Nebenhöhlen als »Co-In-fektion« identifizieren. Aufgrund dieser Feststellung müssen unsere bisherigen Erkenntnisse über Schnupfen und Grippe wohl überarbeitet werden.

Wenn Sie, wie 30 Millionen Amerikaner, zu Infektionen der Nebenhöhlen neigen, sollten Sie nicht erst warten, bis Ihre Erkältung oder Grippe besser geworden ist, bevor Sie mit Ihrem Arzt abklären, ob nicht schon Symptome einer Sekun-därinfektion da sind. Gehen Sie am besten sofort zum Arzt, wenn Sie die folgenden Merkmale einer Sinusitis bei sich feststellen: eine verstopfte Nase plus Kopfschmerzen mit einem Druck- oder Schmerzgefühl im Gesicht; extreme Emp-findlichkeit der Zähne im Oberkiefer; und/oder Abgang von gelbem oder grünem Eiter aus der Nase. Wenn sich eine Si-nusinfektion erst einmal so richtig festsetzen kann, bevor Sie mit der Antibiotika-Behandlung beginnen, heilt sie schwerer ab, und es besteht außerdem die Gefahr, daß sie sich zu einer anderen, potentiell noch ernsteren Komplikation wie einer Bronchitis oder Lungenentzündung auswächst.

64 Gehen Sie gleich morgens zum Arzt.

Der frühe Morgen ist sozusagen die Rush hour für die Nase, wo der Kopf am dicksten ist und die Beschwerden durch Schnupfen, Grippe oder eine Sekundärinfektion am schlimmsten sind. Schwedische Forscher haben bei schnupfengeplagten Versuchsteilnehmern die Konzentration von Plasmaprotein – Hauptindikator für eine Entzündung der Nasenschleimhaut – rund um die Uhr getestet. Sie stellten fest, daß die Konzentration um vier und acht Uhr morgens fünf- bis zwanzigmal höher war als um vier Uhr nachmittags. Wollen Sie also sichergehen, daß Ihr Arzt Ihre Symptome in voller Blüte erlebt, sollten Sie sich morgens einen Termin geben lassen.

Hausmittel

65 Putzen Sie sich die Nase oft (und richtig).

Es ist wichtig, daß Sie Ihre Nase regelmäßig von aufgestautem Schleim befreien, wenn Sie Schnupfen oder Grippe haben, und ihn nicht hochziehen, weil das die Sache komplizieren und zu Problemen mit den Ohren führen kann. Aber Vorsicht: Je fester Sie schneuzen, um so größer auch die Gefahr, daß Sie durch den dabei entstehenden Druck etwas Schleim und damit Krankheitserreger in die Gehörgänge zurückdrücken. Sie können sich damit zusätzlich zu Ihrer Erkältung oder Grippe noch Ohrenschmerzen einhandeln. Der beste Weg, sich die Nase zu putzen: Drücken Sie mit einem Finger gegen das eine Nasenloch, während Sie sich *vorsichtig* schneuzen, um das andere zu reinigen.

Denken Sie daran, daß die Nase bei einer Erkältung oder Grippe am frühen Morgen immer am schlimmsten verstopft ist. Wenn es gleich nach dem Aufwachen mit dem Naseputzen nicht klappen will, warten Sie mit dem nächsten Versuch am besten, bis Sie ein paar Minuten »in der Vertikalen« waren. Im Normalfall kommt der Schleim automatisch in Bewegung, sobald Sie sich nicht mehr in der horizontalen Schlafposition befinden.

66 Machen Sie Nasenspülungen mit warmem Salzwasser, wenn das Problem weiter oben sitzt.

Hier ein populäres Mittel, um eine verstopfte Nase wieder frei zu bekommen: Lösen Sie $1/4$ Teelöffel Salz und $1/4$ Teelöffel Natriumbicarbonat in 200 ml warmem (oder sehr warmem, aber nicht heißem) Wasser auf. Geben Sie diese Lösung dann mit Hilfe einer Pipette in die Nase. Halten Sie ein Nasenloch zu, indem Sie mit dem Finger leicht dagegendrücken, und spritzen Sie die Salzlösung in das andere Nasenloch. Lassen Sie die Lösung wieder abfließen. Wiederholen Sie die Spülung zwei- bis dreimal, und bearbeiten Sie dann die andere Nasenhälfte. Wiederholen Sie das Ganze mehrmals täglich. Oder verwenden Sie ein Sole-Nasenspray aus der Apotheke.

Salzwasserspülungen helfen lokale Schleimansammlungen aufzulösen und befreien Ihre Nase gleichzeitig von Staub- und Viruspartikeln sowie von anderen Bakterien, bevor es mit Ihrem Schnupfen noch schlimmer wird. (Verwenden Sie die Pipette oder das Spray aber nur für die eigene Nase, und waschen Sie beides zwischen den Anwendungen mit heißem Wasser.)

67 *Rücken Sie Schnupfen und Grippe mit diesen altbewährten Hausmitteln zu Leibe.*

- **Hühnersuppe trinken.** Ob es nun am aufsteigenden Dampf, am gehaltvollen Süppchen selbst oder den damit verbundenen Erinnerungen an die Kindheit liegt: Hühnersuppe hilft wirklich, um eine verstopfte Nase wieder frei zu bekommen. Einige Forscher vermuten, daß die Viskosität dieses beliebtesten Schnupfenmittels aus Großmutters Küche den »Sturm« der neutrophilen Leukozyten zum Sitz einer Grippe- oder Schnupfeninfektion – die Ursache der Verstopfung und Entzündung – um einiges abbremst. Andere glauben, daß der von der heißen Suppe aufsteigende Dampf den Nasenraum befeuchtet und wie ein abschwellendes Mittel wirkt. Dr. Irwin Ziment, Professor für Lungenkrankheiten an der UCLA-Universität, bot eine etwas andere Version an, die in dem Buch »Nahrung ist die beste Medizin« von Jean Carper nachzulesen ist [2]: In der Suppe wird ein Protein, das die natürliche Aminosäure Cystein enthält, freigesetzt, und Cystein macht den Schleim in der Lunge dünnflüssiger und löst damit Ansammlungen auf.

- **Warm halten.** Ein Frösteln führt nicht automatisch zu einem Schnupfen. Wenn Sie hingegen schon mit einer Erkältung oder Grippe darniederliegen, kann Ihr Körper, wenn Sie ihn warm halten, seine ganzen Energiereserven für die Immunabwehr einsetzen statt darauf, Sie aufzuwärmen und so vor einer Erkältung zu schützen.

- **Ruhe.** Der heftige Kampf des Immunsystems in den ersten Tagen einer Erkältung oder Grippe strapaziert den Körper ganz erheblich. Lassen Sie ihn also seine Energiereserven dafür nutzen, das Immunsystem in seiner Arbeit zu unterstützen, indem Sie Ihrer Müdigkeit, die bei einer solchen Erkrankung ja nicht ausbleibt, nachgeben und sich Ruhe gönnen.

● **Gurgeln.** Gurgeln – also den Kopf zurückbiegen und eine Flüssigkeit hinten im Hals schön blubbern lassen – können Sie mit den verschiedensten Mixturen, um den entzündeten Bereich zu befeuchten und die Beschwerden zeitweise zu lindern:

– Versuchen Sie es mit einem Teelöffel Salz, in warmem Wasser aufgelöst, viermal täglich.

– Nehmen Sie ein adstringierendes Gurgelmittel – mit Tee, der Tannin enthält –, das die Schleimhaut leicht zusammenzieht, so daß es weniger kitzelt im Hals.

– Probieren Sie mal ein dickes, viskoses, weil Pflanzenscheim enthaltendes Gurgelmittel aus der Volksmedizin: Sie brauchen dazu 1 Eßlöffel getrocknete Himbeerblätter (die gibt es im Reformhaus oder Naturkostladen), $1/2$ Liter kochendes Wasser, 1 Teelöffel Honig. Die Blätter im kochenden Wasser 10 Minuten ziehen lassen, abseihen, Honig dazugeben. Auf Zimmertemperatur abkühlen lassen. Möglichst intensiv damit gurgeln. (Sie können den Aufguß in einem luftdicht verschlossenen Behälter bis zu drei Tage im Kühlschrank aufbewahren.)

● **Trinken Sie viel heiße Getränke; das macht die Nase freier, verhindert eine Entwässerung und beruhigt die entzündete Schleimhaut.** Dem Grippeexperten Dr. James Pascal Imperato zufolge machen kalte Getränke den Schleim zähflüssiger und können dadurch eventuell zu einer verstopften Nase beitragen. Heiße Getränke dagegen helfen den Schleim lösen, der sich sonst festsetzen und zu einer bakteriellen Sekundärinfektion führen könnte. Vor dem

Schlafengehen einen heißen Grog zu schlürfen, um die Nase frei zu bekommen und besser zu schlafen, ist ein uraltes Hausmittel. Hier ein einfaches Rezept:

Geben Sie in $^1/_4$ Liter dampfend heißen Kräutertee 1 Teelöffel Honig und einen Schuß (etwa 5 cl) Whisky, Bourbon oder Rum. Es sollte aber bei dem einen Grog bleiben! Zuviel Alkohol fördert die Entzündung der Schleimhaut, und dieser Effekt ist kontraproduktiv. Ein sehr beliebtes, alkoholfreies Hausmittel bei Halsentzündung und verschleimten Bronchien ist normaler, heißer Tee mit Honig. Aber Sie wissen, daß schwarzer Tee Koffein enthält, das Sie nur in Maßen oder gar nicht zu sich nehmen sollten, wenn Sie erkrankt sind.

● **Trinken Sie so viel Flüssigkeit, daß der Urin ganz klar ist.** Wenn der Körper durch Fieber viel Wasser und damit lebenswichtige Salze verliert, glaubt man oft mehr zu trinken, als tatsächlich der Fall ist. Sie sollten täglich mindestens an die zwei Liter Flüssigkeit zu sich nehmen, am besten noch mehr, wenn Sie eine Erkältung oder Grippe haben. Wenn Ihr Urin hellgelb ist, haben Sie noch nicht genug getrunken.

● **Machen Sie eine schnelle Ganzkörperwaschung.** Eine Ganzkörperwaschung mit lauwarmem, nicht kaltem oder heißem Wasser entspannt und beruhigt, und Sie führen Ihrer Haut wieder Feuchtigkeit zu.

● **Nehmen Sie eine »Dampfdusche«.** Sie führt Ihrem Körper (und der Nasenschleimhaut) wieder Feuchtigkeit zu und ist entspannend. Wenn Ihnen schwindlig ist, sollten Sie einen Stuhl ins Bad stellen und sich sitzend »bedampfen« lassen; gleichzeitig können Sie Ihre Ganzkörperwaschung machen.

- **Inhalieren Sie.** Bringen Sie einen Topf mit Wasser zum Kochen. Den Topf von der Herdplatte nehmen. Legen Sie ein Handtuch zeltartig über den Kopf, beugen Sie sich über das dampfend heiße Wasser (aufpassen, daß Sie sich nicht verbrennen!) und inhalieren Sie. Der Dampf löst festsitzenden Schleim und beruhigt gleichzeitig die gereizte Hals- und Nasenregion. Sie können auch einen Klacks Mentholsalbe dazugeben, wenn Sie mögen. Oder einen Tropfen Eukalyptus-, Kiefern-, Rosmarin- oder Thymianöl (drei bis vier Tropfen Öl auf einen Liter kochendes Wasser). Inhalieren Sie 10 Minuten lang, und das am besten zwei- bis dreimal täglich.

- **Verwenden Sie einen Verdunster oder Luftbefeuchter.** Trockene Raumluft ist Gift für Sie, wenn Sie eine Erkältung oder Grippe haben. Sie sollten irgend etwas zur Luftbefeuchtung im Schlafzimmer haben, vor allem im Winter. Ganz gleich, was für ein Gerät Sie benützen, Sie sollten es jeden Tag gründlich reinigen, am besten mit einem verdünnten Reinigungsmittel, und es anschließend gut ausspülen. Die Wasserspeicher solcher Geräte sind eine wahre Brutstätte für Schimmelpilze und Bakterien, wenn das Wasser länger stehenbleibt, und das würde Ihre Atemprobleme nur noch verschlimmern statt bessern.

- **Geben Sie ein bißchen Salbe unter die Nase.** Eines der gängigen Produkte ist Piniol® Nasensalbe, das Kampfer, Lanolin, Eukalyptus und Vitamin E enthält. Oder versuchen Sie es einmal mit Wick VapoRub® oder einer anderen Mentholsalbe, die die Atemwege frei macht und die gereizte Haut um die Nase herum beruhigt. Menthol, Eukalyptus und Kampfer enthalten leicht anästhesierende Wirkstoffe, so daß die vom vielen Schneuzen wunde Haut nicht mehr so weh tut. Oftmals stellen Apotheken auch eigene Mixturen von Nasensalben her.

• **Reiben Sie die Brust mit Mentholsalbe ein.** Es wirkt beruhigend und läßt Sie auch nachts besser atmen, wenn Sie sich bei einer Erkältung oder Grippe die Brust mit einem Menthol- oder Kampferpräparat einreiben. Decken Sie sich anschließend aber gut zu, denn Menthol stimuliert die Nervenenden, die Kälte registrieren, und deshalb frösteln Sie leichter, selbst in einem warmen Raum. (Bei Kindern sind Einreibungen mit einer medizinischen Salbe nicht immer die geeignete Behandlung, denn für sie ist der Wirkstoffgehalt möglicherweise zu hoch, was zu Hautreizungen führen kann.)

• **Machen Sie heiße oder kalte Umschläge auf die erkrankten Nebenhöhlen.** Beides hilft, heiß und kalt. Machen Sie es so, wie es Ihnen angenehmer ist. Nehmen Sie dazu einen feuchten Waschlappen, den Sie 55 Sekunden in der Mikrowelle erhitzt haben (prüfen Sie, ob Ihnen die Temperatur angenehm ist), angewärmte Handtücher (im Trockner anwärmen) oder eine heiße Wärmflasche. Es gibt im Handel auch Kompressen für heiße und kalte Umschläge, die Sie immer wieder verwenden können. Erhitzen Sie sie auf dem Herd in einem Topf mit heißem Wasser (10 Minuten genügen normalerweise) oder in der Mikrowelle (30 Sekunden bis zwei Minuten), oder legen Sie sie ins Gefrierfach (30 Minuten bis eine Stunde).

• **Schlafen Sie nachts mit einem zusätzlichen Kopfkissen, damit die oberen Atemwege freier bleiben.** Wenn Ihnen das zu hoch und zum Schlafen zu unbequem ist, können Sie das/die Kissen zwischen Matratze und Lattenrost legen, dann haben Sie kein so starkes Gefälle.

• **Lassen Sie sich von einem Familienmitglied oder einem Freund massieren.** Eine sanfte Massage entspannt, lindert die Gliederschmerzen und fördert die Ausschüttung von Endorphinen (den Hormonen, die ein Wohlgefühl bewirken).

● **Essen Sie Proteine.** Grippe und das damit verbundene Fieber führen zu einem Abbau von Körperzellen [6]. Ihr Körper braucht deshalb eiweißhaltige Nahrung, um diese Körperzellen wieder aufzubauen, damit Sie nach der Grippe nicht allzu wackelig auf den Beinen sind.

68 *Glauben Sie keine alten Märchen.*

Märchen leben lange, sonst wären es keine; sie können ein Körnchen Wahrheit enthalten und sterben nur langsam aus, wenn überhaupt. Hier die aktuellsten Informationen zu zehn von ihnen, die Sie wirklich nicht mehr für bare Münze nehmen sollten:

■ *Märchen: Bei kaltem Wetter bekommt man Schnupfen und Grippe.* Viele Studien über einen langen Zeitraum hinweg – beginnend mit einer von der Common Cold Research Unit in England zu Anfang dieses Jahrhunderts durchgeführten – belegen, daß das Wetter wenig direkten Einfluß darauf hat, daß jemand an Schnupfen oder Grippe erkrankt. Wie schon an anderer Stelle gesagt, leistet kaltes Wetter indirekt seinen Beitrag zur Schnupfen- und Grippestatistik, weil sich die Menschen dann notgedrungen mehr in geheizten, trockenen Räumen aufhalten, wo sich Viren, vor allem die durch Tröpfcheninfektion übertragenen Grippeviren, schneller ausbreiten und man sich leichter ansteckt. Einer im *U.S. News & World Report* vom 29. Januar 1990 veröffentlichten Untersuchung zufolge hat jedes Familienmitglied eine 40%ige Chance, sich anzustecken, wenn ein anderes Schnupfen oder Grippe hat.

■ *Märchen: Geh nicht mit feuchten Haaren hinaus; meide Zugluft; halte dich im Winter schön warm.* Selbst nach jahrelangen Versuchen, hier einen Zusammenhang herzustellen, gibt es keine schlüssigen Beweise dafür, daß eines dieser drei Gebote, wenn man es denn nicht befolgte, eine Erkältung oder Grippe verursacht. Bei einem vor über 50 Jahren in England durchgeführten, inzwischen berühmt gewordenen Experiment hat man bis auf die Haut durchnäßte freiwillige Versuchsteilnehmer kalter Zugluft ausgesetzt. Es ging ihnen hinterher nicht schlechter als denen, die es schön warm und trocken gehabt hatten. Die gleiche Art Studie wurde unter verschiedenen Bedingungen mehrmals wiederholt, mit demselben Resultat. Ob das nun das Ende des Märchens ist?

Der anerkannte Erkältungsforscher Dr. Elliott Dick weist auf Studien hin, die zeigen, daß unterkühlte Tiere leichter eine Lungenentzündung bekommen. Es ist bislang zwar nicht schlüssig bewiesen, daß die obigen Ermahnungen auf harten Fakten beruhen, aber nach dem gesunden Menschenverstand könnte doch so viel dran sein, daß man vielleicht etwas aufpassen sollte.

■ *Märchen: Paß auf, daß die Füße immer warm und trocken sind, damit du keine Erkältung oder Grippe bekommst.* Der verstorbene Erkältungsexperte und Gründer der Common Cold Research Unit, Christopher Howard Andrewes, ließ seine Probanden in zugigen Hallen herumlaufen und kalte Fußbäder nehmen und stellte keine krankmachende Wirkung fest. Die Medizin hält derzeit immer noch hartnäckig an der These fest, daß man mit einem Schnupfen-

oder Grippevirus in Kontakt kommen muß, damit es einen erwischt.

■ *Märchen: Trage im Winter immer eine Mütze, damit du keine Erkältung oder Grippe bekommst.* Der Beweis für einen direkten Zusammenhang steht noch aus. Tatsache jedoch ist, daß ein Großteil der Körperwärme bei kaltem Wetter über einen unbedeckten Kopf verlorengeht. Wenn Sie gerade mit einer anderen Infektion kämpfen oder abgespannt sind, kann der Immunabwehr wertvolle Energie fehlen, wenn Sie frieren und der Körper sich aufwärmen muß. In einem solchen Fall ist es vielleicht keine schlechte Idee, wenn Sie im Winter eine Mütze tragen, aber ohne bekommen Sie nicht zwangsläufig eine Erkältung oder Grippe.

■ *Märchen: Kommerzielle Dampfinhalatoren kurieren den Schnupfen.* 1989, kurz nachdem sie auf den Markt gekommen waren, wurden diese Geräte, die wie Mini-Haartrockner aussehen und mit Wirkstoffen angereicherte heiße Luft in die Nase blasen, strengen klinisch-wissenschaftlichen Untersuchungen unterworfen. Die Studien stellten eindeutig fest, daß diese Geräte eine Erkältung nicht heilten. Ob sie die Symptome lindern, konnte nicht schlüssig nachgewiesen werden. Mit anderen Worten: Ein Handtuch über den Kopf, mit der Nase über einer Schüssel mit kochend heißem Wasser und ein paar Tropfen Menthol bringt wahrscheinlich den gleichen Effekt für weniger Geld.

■ *Märchen: Beim Küssen kann man sich mit Schnupfen anstecken.* Eine Studie hat gezeigt, daß tausendmal mehr Rhinoviren notwendig waren, damit jemand eine Erkältung bekam, wenn eine entsprechende Viruslösung auf die Zunge geträufelt wird statt in die Nase. Der Grund ist wahrscheinlich, daß Schnupfen- und Grippeviren das wärmere

Milieu der Nase angenehmer finden als den Mund. (Ein galanter Verehrer sollte es sich allerdings zweimal überlegen, ehe er seiner schnupfengeplagten Angebeteten die Hand küßt. Da kann er nämlich ziemlich sicher sein, eine gute Portion Keime abzubekommen, denn Rhinoviren werden am wirksamsten durch direkten Kontakt übertragen und weniger über die Luft.) Verschnupfte Freunde zu küssen birgt aber ein gewisses Risiko: Zumindest ein Schnupfenvirus – der Adenovirus – wird nachgewiesenermaßen durch oralen Kontakt übertragen.

■ *Märchen: Wenn man einen Husten unterdrückt, bekommt man Lungenentzündung.* Stimmt nicht, sagt Dr. Jack M. Gwaltney, ein führender Erkältungsforscher. »Diese Gefahr besteht nur bei Menschen mit einer chronischen Lungenerkrankung, zum Beispiel einem Emphysem, nicht bei normal gesunden Menschen mit einer Erkältung.« Wenn Sie beim Husten Schleim loswerden, husten Sie weiter. Beim trockenen Reizhusten hingegen sollten Sie ein gezielt wirkendes Hustenmittel nehmen, vor allem wenn Sie sonst nachts nicht richtig schlafen können.

■ *Märchen: Bei Fieber fasten, bei Schnupfen schlemmen.* Oder war's umgekehrt? Macht nichts, wenn Sie das jetzt nicht wissen, es ist nämlich ein Märchen. Moderne Medizintheoretiker merken dazu an, daß fiebernden Menschen oft übel ist und deshalb ist es ganz natürlich, daß sie dann wenig essen. Daß man bei Schnupfen schlemmen sollte, entbehrt jeder wissenschaftlichen Grundlage. Die praktischen Ärzte sähen es viel lieber, wenn Sie bei Schnupfen viel trinken würden (Warmes oder Kaltes).

■ *Märchen: Keinen Sport machen, sonst wird man noch kränker.* Der gesunde Menschenverstand sollte einem schon sagen, daß man Leistungssport lieber lassen sollte, wenn man eine Erkältung oder Grippe hat. Und außerdem haben Sie wahrscheinlich gar keine große Lust dazu, wenn Sie Fieber haben, aus Angst – neben anderen guten Gründen –, daß Ihre ohnehin schon überhöhte Körpertemperatur in die Hitzschlagzone kommt, meint Dr. Bryant Stamford vom medizinischen Institut der Universität von Louisville. Wenn das Fieber vorbei ist, wäre eine leichte sportliche Betätigung wie ein richtig flotter Spaziergang bis zu 30 Minuten gut, um die weißen Blutkörperchen (und damit die Antikörper) auf Trab zu bringen.

■ *Märchen: Kolasirup stoppt Übelkeit.* Einschlägige Untersuchungen zeigen, daß dieses altbekannte Hausmittel den Magen keineswegs wieder einrenkt. Sehr oft, sagen medizinische Forscher, wird die schnupfen- oder grippebedingte Übelkeit durch dessen schwerverdaulichen Inhaltsstoffe noch verstärkt. Als Mittel gegen Erbrechen jedoch kann dieses beliebte Hausmittel mit seinem hohen Zuckergehalt durchaus eine entspannende Wirkung auf einen verstimmten Magen haben.

Vitamine, Mineralstoffe und heilkräftige Nahrungsmittel

69 Nehmen Sie (mehr) Vitamin C zu sich.

Über die richtige Dosierung von Vitamin C bei Schnupfen oder Grippe ist schon viel gesagt worden. Das eine Extrem vertritt der Nobelpreisträger und Vitamin-C-Papst Linus Pauling, der eine tägliche Zufuhr von 20 Gramm (20 000 mg) aufwärts für angemessen hält, wenn man einen Schnupfen oder die Grippe erwischt hat. Die etwas moderatere Kur, die Pauling in seinem Buch über das Vitamin C und die Erkältungskrankheiten [9] für andere befürwortet, hat aber immer noch Gültigkeit: »Bei Beginn einer Erkältung sollten Sie über mehrere Stunden hinweg jede Stunde 500–1000 mg nehmen, oder 4–10 Gramm (4000–10 000 mg) täglich, wenn die Symptome bei einer geringeren Menge nicht verschwinden.«

Vitamin C stärkt die Immunabwehr, indem es die Produktion des natürlichen Viruskillers Interferon anregt und die Substanzen mobiler macht, die eindringende Viren direkt angreifen. In der *Whole Foods* vom Dezember 1989 waren Untersuchungsergebnisse veröffentlicht, wonach man durch eine Kombination von Vitamin C und Bio-Flavonoiden (phytochemischen Stoffen, die direkt unter der Schale von Zitrusfrüchten zu finden sind, aber nicht nur da) die positive Wirkung von Vitamin C verstärken und damit die Dauer einer Erkältung oder Grippe um bis zu 50 Prozent abkürzen kann.

Daß eine Steigerung der Vitamin-C-Zufuhr sinnvoll ist, wird auch von dem führenden Erkältungsforscher Dr. Elliott Dick von der Universität von Wisconsin bestätigt, dessen in den 80er Jahren durchgeführte Studie erbrachte, daß Schnupfengeplagte, die viermal täglich 500 mg Vitamin C zu sich nahmen, nur halb so starke Symptome hatten wie diejenigen, die überhaupt kein Vitamin C nahmen. (1991 stellte Dick bei drei separaten Versuchen fest, daß Vitamin C eine Infektion zwar nicht verhinderte, aber »die Merkmale und Symptome eines Rhinovirus-Schnupfens merklich, durchgängig und signifikant reduzierte«, sagte er der Zeitschrift *American Health* im Jahr 1993).

Da Vitamin C eine Säure ist, sagt es Ihnen oder Ihrem Magen vielleicht nicht so sehr zu, es gleich grammweise zu schlucken. (Die Auswirkungen einer Überdosierung sind von Mensch zu Mensch verschieden; Durchfall, Übelkeit und/oder Magenschmerzen gehören dazu.) Aber es ist wichtig, so viel zu nehmen, daß es einen deutlichen Effekt hat: Forscher meinen, daß einige klinische Studien über die Wirkung von Vitamin C nicht überzeugend sind, weil die Probanden zuwenig (unter 250 mg/Tag) davon genommen hätten, als daß die Ergebnisse berücksichtigt werden könnten.

70 Probieren Sie's mal mit zinkhaltigen Tabletten.

Der Mineralstoff Zink regt fast sofort nach der Einnahme die Produktion von Antikörpern und T-Zellen an und fördert die Zirkulation der weißen Blutkörperchen, die den Körper von Schnupfen- und Grippeviren befreien. Forscher der Universität von Texas haben 1984 klinische Studien durchgeführt, bei denen Probanden mit einer ganz normalen Erkältung tagsüber alle zwei Stunden entweder eine 23 mg Zinktablette oder ein identisch aussehendes Placebo im Mund zergehen ließen. Nach sieben Tagen waren 86 Prozent der Teilnehmer, die Zinktabletten genommen hatten, frei von Schnupfensymptomen; bei der Placebo-Gruppe waren es im Vergleich dazu nur 46 Prozent. Die Forscher schlossen daraus, daß Zinktabletten die durchschnittliche Dauer einer Erkältung um etwa eine Woche reduzierten [4].

Allerdings haben nicht alle Experimente mit Zinktabletten die gleichen guten Resultate gebracht. Bei einer Studie der Universität von Pennsylvania und einer anderen, 1987 von dem

Erkältungsforscher Dr. Jack M. Gwaltney jr. am University of Virginia Medical Center durchgeführten, zeigte sich keine signifikante Verkürzung der Dauer einer Erkältung durch die Einnahme von Zinktabletten.

Zink hat aber durchaus eine deutlich stimulierende Wirkung auf das Immunsystem. Im *Star-Ledger* vom 23. März 1994 wurde über eine neue Studie berichtet, bei der Dr. Ananda S. Prasad von der medizinischen Fakultät der Wayne State University 118 gesunde Personen zwischen 50 und 80 Jahren untersuchte. Die 30 Prozent von ihnen, die an Zinkmangel litten, hatten auch eine geschwächte Immunabwehr.

Dazu aber noch ein warnendes Wort: Eine Überdosierung von Zink über einen längeren Zeitraum hinweg kann zu Cholesterin-, Herz- und Schilddrüsenproblemen führen. Die Ansichten darüber, wieviel Zink zuviel ist, gehen allerdings sehr auseinander, deshalb würden wir Ihnen empfehlen, sich zuerst mit Ihrem Arzt zu besprechen, wenn Sie Zinktabletten nehmen möchten.

71 *Achten Sie bei Schnupfen oder Grippe auf eine ausreichende Vitaminzufuhr.*

Einschlägige Studien belegen, daß eine erhöhte Zufuhr von Vitamin- und Mineralstoffpräparaten bei einer Erkältung oder Grippe durchaus positive Wirkung haben kann. Der zusätzliche Vitamin- und Mineralstoffschub kann die Dauer und Schwere der Erkrankung verkürzen helfen. Es gibt viele Lehrmeinungen dazu, welche Substanz man in einem solchen Fall verstärkt zu sich nehmen sollte.

Hier eine Vitaminkur für Erwachsene mit Schnupfen oder Grippe [1]. Diese Kur rät, die gewohnte feste Nahrung zu reduzieren und dafür mehr Flüssigkeit zu sich zu nehmen.

Dazu soll man Ergänzungspräparate in folgenden Dosierungen nehmen:

- **Vitamin A:** 15 000 I.E. plus 15 000 I.E. Beta-Karotin (entzündete Schleimhäute heilen so besser ab, und das Immunsystem wird stimuliert).
- **Vitamin C:** 5000–10 000 mg in mehreren Dosen (um Schnupfenviren unschädlich zu machen).
- **Zinkhaltige Tabletten:** In den ersten drei Tagen einer Erkältung oder Grippe alle drei Stunden eine Tablette unter der Zunge zergehen lassen, dann die Dosis eine Woche lang auf eine Tablette alle vier Stunden reduzieren.
- **Knoblauch:** Zwei oder drei Kapseln täglich von diesem natürlichen Immunsystemaktivator einnehmen.
- **B-Vitamine:** Die normale Tagesmenge durch ein Multivitaminpräparat auf 50–100 mg dreimal täglich steigern.

Sprechen Sie mit Ihrem Hausarzt, ehe Sie Ergänzungspräparate nehmen.

72 *Bauen Sie diese natürlichen Infektionsbekämpfer in Ihren Speiseplan ein.*

Sie haben sicher schon gehört, daß Nahrungsmittel, die lebenswichtige Vitamine enthalten, mehr bringen als nur einen zusätzlichen Vitaminschub. Neueste Forschungen belegen die Annahme, daß vollwertige Nahrung, vor allem Obst und Gemüse, Tausende von natürlichen Substanzen, die sogenannten phytochemischen Stoffe, zur Abwehr von Krankheiten enthält, die die Wirkung der Vitamine verstärken. In ihrem Buch »*Nahrung ist die beste Medizin*« stellt Jean Carper ganz gewöhnliche Nahrungsmittel vor, die Ihnen wieder auf die Beine helfen, wenn Sie eine Erkältung oder Grippe haben [2].

Die *Newsweek* brachte in ihrer Nummer vom 25. April 1994 einen sehr detaillierten Einblick in die Welt der phytochemischen Forschung und nannte viele ganz normale Nahrungsmittel, deren heilkräftige Inhaltsstoffe Sie im Kampf gegen Viren erfolgreich unterstützen. Hier einige der Highlights im Zusammenhang mit Schnupfen und Grippe:

- **Ananas:** Antiviral; auch andere heilungsfördernde Eigenschaften; enthält entzündungshemmende Enzyme.
- **Bananen (auch Kochbananen):** Beruhigen einen verdorbenen Magen, schützen die Magenschleimhaut vor Säure; antibiotisch.
- **Chilischoten:** Antibakteriell, oxidationshemmend; machen die Nebenhöhlen und Atemwege frei, lösen Schleimansammlungen in der Lunge; hustenlösend und abschwellend wirkend; schützen vor Bronchitis; phytochemische Wirkung durch das Capsaicin, dem Inhaltsstoff, der ihnen die Schärfe gibt. Schmerzstillend: Inhalieren lindert Kopfschmerzen, Injektionen Gelenkschmerzen. Paprikapulver aus scharfen Chilischoten ist reich an »natürlichem Aspirin«.
- **Erdbeeren:** Antiviral.
- **Grünkohl, Blumenkohl:** Gemüse aus der Familie der Kreuzblütler mit antiviraler Wirkung; bekannte Oxidationshemmer, reich an verschiedensten phytochemischen Inhaltsstoffen.
- **Heidelbeeren:** Verhindern die Bildung von chemischen Substanzen, die das Bakterienwachstum fördern; stoppen Durchfall; antivirale Wirkung; reich an »natürlichem Aspirin«.
- **Himbeeren:** Antiviral, reich an »natürlichem Aspirin«.
- **Joghurt:** Aktiviert das Immunsystem, verstärkt die Aktivität von Killerzellen, die Viren angreifen; ein großer Becher

(250 g) täglich reduziert die Anfälligkeit für Erkältungen und Infektionen der oberen Atemwege; hilfreich zur Vorbeugung und Behandlung von Durchfall.

- **Kaffee:** Enthält den psychoaktiven Wirkstoff Koffein, gut bei Asthma und Verschleimung im Brustbereich (erweitert die Bronchien); in Maßen genossen wirkt er beruhigend.
- **Karotten:** Die Immunabwehr stärkende, Infektionen bekämpfende Antioxidantien; enthalten Beta-Karotin.
- **Kurkuma:** Entzündungshemmende Wirkung vergleichbar dem Cortison; Studien belegen, daß es bei Tieren Entzündungen reduziert und bei Menschen arthritische Symptome; stärkt die Widerstandskraft des Magens gegen Säure.
- **Paprika:** Unterstützt das Immunsystem bei der Abwehr von Erkältungen, Asthma, Bronchitis, Infektionen der Atemwege; reich an Vitamin C.
- **Pflaumen:** Antiviral, abführend.
- **Pilze** (asiatische Zuchtpilze, z.B. Shiitake): Gut bei Virusgrippe. Enthalten antivirale phytochemische Stoffe mit Breitbandwirkung, die die Immunabwehr unterstützen.
- **Preiselbeeren:** Stark antiviral und antibiotisch wirkende Eigenschaften; verhindern besonders gut, daß sich infektiöse Bakterien an den Zellen von Blase und Harnweg festsetzen.
- **Reis:** Gut gegen Durchfall.
- **Seetang:** Virostatikum, das die Immunabwehr aktiviert; reich an Jod, deshalb kommt es bei manchen Menschen zu Reaktionen.
- **Senf (auch Meerrettich):** Abschwellend und schleimlösend wirkend, lockert Verschleimungen. Gut bei einer verstopften Schnupfennase und Problemen mit den Nebenhöhlen.
- **Sojabohnen:** Enthalten antivirale Wirkstoffe.

• **Süßholz:** Tötet Bakterien ab, gut gegen Durchfall, kann aber den Blutdruck erhöhen.

• **Tee (schwarzer und grüner, Oolong, nicht Kräutertee):** Antibiotische, antidiarrhoische und antivirale Wirkung durch den Inhaltsstoff Catechin; harntreibend, schmerzlindernd und leicht beruhigend durch den Inhaltsstoff Koffein.

• **Zwiebeln (Schalotten, gelbe, rote, nicht weiße):** Stark entzündungs- und oxidationshemmend, antiviral; potente phytochemische Bestandteile, die beruhigend wirken; gut bei Asthma, chronischer Bronchitis, Infektionen.

Heilkräuter und Heilpflanzen

73 *Nutzen Sie die Kräfte von Heilkräutern und Heilpflanzen.*

»Die ursprünglichen Arzneimittel waren Kräuter« schreibt Michael Castleman in einem Buch über die Behandlung von Erkältungskrankheiten [3]. »In der Regel wurden Kräuter vor der medizinischen Anwendung getrocknet; darauf weist noch das deutsche Wort Droge (niederdeutsch für ›trocken‹) hin.« Kräuter und andere natürliche Heilmittel werden oft als die Matrix der modernen Medizin bezeichnet: Rund 25 Prozent unserer konventionellen Medikamente stammen von Pflanzen und Bäumen. Und noch größer ist die Zahl der pharmazeutischen Produkte, die die pharmakologisch wirksamen Inhaltsstoffe der Pflanze nachahmen (synthetisch herstellen) oder enthalten. Aspirin® ist eines der bekanntesten Arzneimittel pflanzlichen Ursprungs. Acetylsalicylsäure – so der wissenschaftliche Name seines Inhaltsstoffes – ist synthetisches Salicin, ein Derivat aus der Rinde der Silberweide.

»Das Interesse an pflanzlichen Produkten ist so groß wie noch nie«, so Professor Dr. Varro E. Tyler von der Purdue-Universität, ein Experte in Pharmakognosie (die Wissenschaft von den Drogen natürlichen Ursprungs) zum *Star-Ledger*. »Gefördert wurde dieses Interesse noch durch die Desillusionierung in bezug auf die Medizin – daß sie nicht alles heilen kann, und daß sie kostspielig ist.« Nicht jeder verwendet Kräuter als Ersatz für herkömmliche Medikamente; manche eignen sich gut zur unterstützenden Behandlung. Wenn Sie Heilkräuter verwenden wollen, sollten Sie zuerst mit einem Arzt sprechen, der sich in Kräuterheilkunde auskennt, damit sich keine unerwünschten Wirkungen mit anderen Medikamenten ergeben, die Sie vielleicht nehmen, oder Sie durch die Kombination von beidem eine zu starke Dosis bekommen.

Heilkräuter und Heilpflanzen können Sie im Reformhaus oder im Naturkostladen kaufen, zum Teil auch im Versandhandel bestellen. Für Kräuterzubereitungen gibt es keine verbindlichen FDA-Bestimmungen, aber 1990 hat diese Arzneimittelbehörde eine Liste herausgebracht, in der Heilkräuter und Heilpflanzen in drei Kategorien eingeteilt sind: sicher und wirksam; sicher; und nicht anwenden.

Vergessen Sie nicht: Die Tatsache, daß Heilkräuter und Heilpflanzen aus der Natur kommen und es keine verbindlichen Bestimmungen dafür gibt, bedeutet nicht, daß sie nicht auch schädlich sein können. Informieren Sie sich also gut, bevor Sie sie anwenden, und halten Sie sich genau an die Anweisungen. Achten Sie besonders auf die seltenen, aber möglicherweise starken Nebenwirkungen: Menschen, die unter Heuschnupfen oder einer anderen Pflanzenallergie leiden, sollten zum Beispiel keine Heilkräuter anwenden. Und bestimmte Heilkräuter, die den Blutdruck erhöhen, sind für Menschen mit ohnehin schon hohem Blutdruck nicht geeignet. Informieren Sie sich also vorher gründlich.

Es wird empfohlen, Heilpflanzen bei einer Erkältung oder Grippe dreimal täglich in einer der untenstehenden Varianten anzuwenden [8]. Die Entsprechungen bei den verschiedenen Zubereitungsformen sind:

- Getrocknete Wurzel (als Tee): 1–2 Gramm
- Gefriergetrocknete Wurzel: 500–1000 mg.
- Tinktur (Verdünnung 1:5): 1–1$^1/_2$ Teelöffel
- Flüssiger Auszug (Verdünnung 1:1): $^1/_4$–$^1/_2$ Teelöffel
- Pulverisierter fester Auszug (Verdünnung 4:1): 250–500 mg.

Beispiele für Pflanzen mit heilkräftiger Wirkung, die Sie bei Erkältung und Grippe zur Behandlung einsetzen können, finden Sie im Kasten auf den Seiten 112 bis 114.

Selbstfürsorge

74 Legen Sie schlechte Gewohnheiten ab.

Wenn Sie eine Erkältung oder Grippe erwischt haben, sollten Sie schlechte Gewohnheiten oder Dinge, die den Körper belasten, möglichst sein lassen, und zwar sollten Sie:

- **Nicht rauchen oder sich mit Rauch einnebeln lassen.**
- **Keinen Alkohol trinken** (außer vielleicht einen heißen Grog vor dem Schlafengehen). Alkohol läßt die Schleimhäute dicker werden, was eine verstopfte Nase noch enger macht; er schwächt Ihre Immunabwehr; er entwässert, und er kann Sie depressiv machen.

- **Keine fetten Speisen essen.** Schweres und fettreiches Essen zu verdauen belastet Ihr System und entzieht ihm Energie, die es zur Immunabwehr benötigt.
- **Nicht zuviel arbeiten.** Erstens scheiden Sie möglicherweise Viren aus (bis zu mindestens drei Tage nach Beginn der Erkältung und manchmal bis zu zehn Tage oder länger nach Auftreten der ersten Symptome), so daß Sie Ihre Freunde und Kollegen mit aktiven Krankheitserregern beglücken. Zweitens kann es länger dauern, bis Sie die lästigen Bazillen wieder los sind, wenn Sie den Körper nicht alle seine Energiereserven für die Immunabwehr einsetzen lassen – oder Sie handeln sich vielleicht sogar eine Sekundärinfektion ein, weil Ihre Abwehrkräfte geschwächt sind. Und schließlich, das zeigen mehrere aktuelle Studien, nimmt die Konzentration – und manchmal auch die körperliche Koordinationsfähigkeit – bei Schnupfen und Grippe stark ab, so daß Sie weniger produktiv sind.

75 *Lindern Sie Gliederschmerzen bei Schnupfen und Grippe mit Akupressur.*

Akupressur, die Therapieform, bei der durch Druck mit Finger und Daumen auf genau festgelegte Punkte die Körperenergien stimuliert werden, kann bei verschiedenen, in Zusammenhang mit einer Erkältung oder Grippe auftretenden Schmerzen Erleichterung bringen. Der Direktor des Amerikanischen Akupressur-Instituts, Michael Reed Gach, behandelt in seinem Buch »Selbsthilfe bei Arthritis und Rheuma« [5] alle Akupressurpunkte, die bei Schnupfen, Fieber, verschleimten Bronchien, Bronchitis, Halsentzündung, Husten, Kopfschmerzen und einer laufenden Nase Erleichterung bringen. Zum Beispiel: »Suchen Sie sich zur Linderung der Beschwerden bei Fieber, Schnupfen, Grippe und Befindlichkeitsstörung mit allgemeinen Schmerzen«, schreibt Gach, »den Körperpunkt #5, direkt unter dem Ellbogengelenk, am äußeren Ende der Hautfalte, wo Sie den Arm beugen. Drücken Sie an diesem Punkt den Daumen fest auf das Ellbogengelenk, wobei Sie den Arm leicht anwinkeln.«

Dr. Norman C. Shealy, Direktor des Shealy Institute for Comprehensive Health Care in Springfield, Missouri, empfiehlt zur Behandlung von schnupfen- oder grippebedingten Kopfschmerzen (nicht bei Migräne): »Legen Sie die Zeigefinger an die Schädelbasis. Bewegen Sie die Finger auf beiden Seiten nach außen, bis Sie druckempfindliche, feste kleine Einbuchtungen spüren. Wenn Sie diese Punkte gefunden haben, drücken Sie fest darauf. Schon nach einigen Sekunden sollten Sie eine Linderung zu spüren beginnen. Wiederholen Sie das Ganze. Wenn das nicht hilft, drücken Sie fest auf das weiche Hautgewebe zwischen Daumen und Zeigefinger.« [4]

76 Machen Sie mit Schnupfen oder Grippe keine Flugreisen.

Es ist unvernünftig, wenn Sie Ihre ohnehin schon strapazierten oberen Atemwege noch zusätzlich belasten, und genau das passiert beim Fliegen. Durch die Druckveränderung beim Starten und Landen kann es nämlich zu einer zeitweisen Schädigung des Trommelfells kommen, wenn Sie mit einer verstopften Schnupfennase im Flugzeug sitzen. Wenn Sie unbedingt fliegen müssen, sollten Sie ein abschwellendes Mittel und ein Nasenspray dabeihaben, das Sie dann kurz vor Start und Landung benützen. Auch Kaugummi kauen und häufiges Schlucken hilft den Druckausgleich wieder herstellen.

Einige Heilpflanzen zur Behandlung von Schnupfen und Grippe

DEUTSCHER UND BOTANISCHER NAME	BESCHREIBUNG UND VERWENDETE TEILE	MEDIZINISCHE WIRKUNG UND ANWENDUNG
Eukalyptus *Eucalyptus globulus*	Riesiger (bis zu 90 m hoher) immergrüner Baum aus der Familie der Myrtaceae mit geradem, graubraunem Stamm und ledrigen, blaugrünen Blättern, in Australien heimisch, aber auch in anderen warmen Klimazonen zu finden. Aus den frischen Blättern wird Öl hergestellt; die getrockneten Blätter sind hocharomatisch.	Das ätherische Öl wird in vielen handelsüblichen Präparaten verwendet, die Verschleimungen in Nase, Lungen und Lymphsystem lösen. Dampfinhalationen lindern Husten; Salbe macht die Atemwege frei und löst Verschleimungen der Bronchien. Das Eukalyptusöl wird in manchen Hustentropfen und Sirups verwendet. Das sehr starke Öl kann bei Kindern zu Erstickungsanfällen oder Hautreizungen führen.
Ingwer *Zingiber officinale*	Eine 0,6–1,2 m hohe, exotische, riedähnliche Pflanze mit schwertartigen Blättern, duftenden Blüten, wächst in den Tropen, insbesondere auf Jamaika. Wurzeln oder Rhizom – die Ingwerwurzel – werden getrocknet, als Pulver, für Öl und Extrakte verwendet.	Ein klassisches Mittel bei Erkältungen, Grippe, Husten; kräftigender Tee aus der frischen Wurzel wirkt schleimlösend und hilft bei Übelkeit. Heißer Ingwertee ist gut bei Schüttelfrost; Kopfwickel helfen bei Nebenhöhlenbeschwerden, Brustwickel bei Verschleimungen durch Erkältung, Grippe, Bronchitis und andere Lungenerkrankungen. Mit Ingweröl getränkter Wattebausch lindert Ohrenschmerzen. Auf die Haut aufgetragen fördert es die Durchblutung und lindert damit grippale Gliederschmerzen.

DEUTSCHER UND BOTANISCHER NAME	BESCHREIBUNG UND VERWENDETE TEILE	MEDIZINISCHE WIRKUNG UND ANWENDUNG
Knoblauch *Allium sativum*	Mehrjährige Pflanze aus der Familie der Lilien mit in mehrere Zehen unterteilter Zwiebel; lange, flache, spitze Blätter, rötlichweiße Blüten, weit verbreitete Kulturpflanze. Die Zehen werden roh und getrocknet verwendet, oder es werden daraus Extrakte, Öl und Pulver hergestellt.	Ein jahrhundertealtes antibakterielles Mittel zur Linderung bei Erkältung, Halsentzündung, Husten, Atemwegserkrankungen. Soll auch schleimlösende Wirkung haben und wird zu diesem Zweck in Gurgelmitteln und Tee verwendet. Direkt auf die Haut aufgetragen lindert es Gelenkschmerzen. Reich an Vitamin A, B1, B2, C. Ein mit Knoblauchöl getränkter Wattebausch im Ohr ist ein altes Mittel bei Ohrinfektionen.
Meerträubchen, (chinesisch: Ma Huang) *Ephedra sinica*	Vielzweigiger, ginsterähnlicher Strauch mit gelbgrünen Blüten; in China heimisch. Eine verwandte amerikanische Art ist der Mormonentee. Zweige, Stengel, Rinde.	Wertvolles Mittel zur Erweiterung der Bronchien (abschwellend); das aus den Stengeln gewonnene Ephedrin wird zur Behandlung von Schnupfen, Husten und Asthma eingesetzt. Der synthetisierte Wirkstoff Pseudoephedrin ist wichtiger Bestandteil handelsüblicher abschwellender Mittel. Menschen mit Herzleiden sollten solche Mittel nicht nehmen. Die Chinesen verwenden das Kraut häufig als Tee. Wirkt anregend und kann daher Schlaflosigkeit verursachen.

DEUTSCHER UND BOTANISCHER NAME	BESCHREIBUNG UND VERWENDETE TEILE	MEDIZINISCHE WIRKUNG UND ANWENDUNG
Pfefferminze *Mentha piperita*	Mehrjähriges Kraut aus der Minzefamilie mit gesägten, länglichen, gestielten Blättern, lilarosa, langblühende Blüten, in Europa heimisch. Verwandt mit der Grünen Minze. Frische und getrocknete Blätter werden für Extrakte und Öl verwendet.	Hilft bei Husten, Lungenbeschwerden, Erkältungen; wirkt schweißtreibend und somit fiebersenkend; regt die Durchblutung an. Das Öl enthält Menthol, ein gutes Mittel zum Gurgeln bei Halsentzündungen oder zum Einreiben bei Muskelschmerzen. Eine Tasse starker Pfefferminztee bei den ersten Anzeichen von Schnupfen oder Grippe kann die Erkrankung eventuell verhindern. Wenn nicht, lindert der Tee trockenen Husten, Fieber, andere Schnupfensymptome. Wirkt schleimlösend und ist als abschwellendes Mittel und Hustensedativum anerkannt. Pfefferminzöl ist in freiverkäuflichen Schnupfenmitteln erlaubt, u. a. in Pastillen, Inhalationsmittel, Salben.
Sonnenhut *Echinacea angustifolia*	Behaarte, mehrjährige, in Nordamerika heimische Pflanze mit dunkelroten Blüten, 0,3–1,5 m groß, lanzenförmige Blätter. Wurzel.	Stärkt verschiedene Funktionen des Immunsystems, verringert die Infektiosität eindringender Krankheitskeime; fördert die Bildung und Aktivität von Interferon; schmerzlindernd; hilft bei verstopfter Nase. Tee aus dem Wurzelextrakt wird zur Behandlung von Virusgrippe verwendet.

77 *Sehen Sie bei der nächsten Erkältung oder Grippe hier nach, was Ihnen bei welchem Symptom hilft.*

Zusätzlich zu den allgemeinen Empfehlungen für die Behandlung von Schnupfen und Grippe, die wir Ihnen bisher gegeben haben, hier nun Ratschläge und besondere Hinweise zu den einzelnen Symptomen:

● **Abgeschlagenheit:** Ruhe; auf reichlich Proteine achten, wenn Sie (sofern Sie nur flüssige Kost zu sich genommen haben) wieder auf feste Nahrung umsteigen; ergänzend Vitaminpräparate nehmen.

● **Appetitlosigkeit:** Trinken Sie Säfte und nehmen Sie leichte, warme Suppen zu sich, bis der Appetit wiederkommt. Zwingen Sie sich nicht zu früh zu fester Nahrung. Gehen Sie dann zu leichtverdaulichen Speisen über (Toast mit Marmelade, Kraftbrühe, gekochtes Gemüse, Huhn), damit Sie die notwendigen Nährstoffe und Salze bekommen.

● **Atmen, pfeifendes:** Wenn Sie Asthma oder ein anderes chronisches Lungenleiden haben, sollten Sie sofort zum Arzt gehen. Nicht rauchen, möglichst auch nicht passiv; viel Flüssigkeit trinken; die Umgebung mit einem Verdunster oder Luftbefeuchter besser verträglich machen; eine »Dampfdusche« nehmen; Pastillen lutschen.

● **Augenreizung:** Bei Schnupfen oder Grippe sind die Augen oft gereizt oder trocken, und der Tränenmechanismus, der das Auge normalerweise reinigt und feucht hält, funktioniert nicht mehr so richtig. Nehmen Sie ersatzweise künstliche Tränen. Erkältungen rufen oft eine Konjunktivitis hervor, eine Entzündung der Konjunktiva oder Bindehaut, die die Innenfläche der Augenlider und das Weiße des Auges bedeckt, in dem viele Blutgefäße sind, die sich erweitern und mit Blut füllen. Nehmen Sie Augentropfen wie z. B. Berberil® oder Vistoxyn® (bei leicht geröteten Augen durch Zug) oder Vidisic® oder Liquifilm® (bei trockenen Augen), damit die Reizung zurückgeht und sich die Blutgefäße zusammenziehen, und nehmen Sie ein abschwellendes Mittel. Versuchen Sie es mit einem pflanzlichen Mittel, das Berberitze oder Kanadische Gelbwurzel enthält (manchmal mit einer Verdünnung aus Fenchel und Borsäure zu einem Augenwasser gemischt).

● **Brust (Engegefühl oder Schmerzen):** Prüfen Sie, ob nicht eine Lungenentzündung vorliegt, indem Sie Ihre Symptome mit denen einer Pneumonie vergleichen (siehe S. 22 + 26); reiben Sie die Brust mit einer Mentholsalbe ein, und manchen Sie anschließend eine »Dampfdusche«.

● **Drüsen, geschwollene** (eigentlich geschwollene Lymphknoten und Speicheldrüsen im Halsbereich): Geschwollene Drüsen sind eine häufige Begleiterscheinung bei Halsentzündungen oder Ohreninfektionen und können, wenn sie schmerzen und druckempfindlich sind, auf eine bakterielle Infektion hinweisen, die mit einem Antibiotikum behandelt werden muß, also den Arzt anrufen; andernfalls ist eine Behandlung nicht notwendig. Andere Schnupfen- oder Grippesymptome klingen meist schneller ab als geschwollene Lymphknoten, aber wenn sie 2 Wochen danach nicht wieder ihre normale Größe haben, sollten Sie zum Arzt gehen.

● **Durchfall:** Halten Sie sich an Flüssignahrung (Wasser oder Ginger Ale, keine Medikamente), damit der Darm zur Ruhe kommt und Sie den Flüssigkeitsverlust kompensieren. Wenn es ganz schlimm ist, sollten Sie zum Arzt gehen. Trinken Sie vitaminreichen Kräutertee (wegen der bindenden Wirkung); essen Sie auch Bananen und Reis (wegen der bindenden Wirkung), wenn Sie wieder feste Nahrung zu sich nehmen; versuchen Sie es mit einem Kräuteraufguß aus Knoblauch, Kanadischer Gelbwurzel und Ulme.

● **Fieber:** Lassen Sie ein Fieber von 38,3 °C und darunter ohne Medikamente seinen Lauf nehmen. Wenn Sie sich sehr unwohl fühlen und etwas nehmen müssen, dann alle drei bis vier Stunden ein Schmerzmittel, vor allem am Nachmittag und abends, damit das Fieber nicht zu sehr schwankt; viel trinken; ruhen oder gleich im Bett bleiben; eventuell mit fiebersenkenden Heilkräutern und Nahrungsmitteln behandeln.

● **Gliederschmerzen:** Nehmen Sie zur Linderung der Beschwerden ein Analgetikum (Kinder bis zu 16 Jahren sollten Paracetamol nehmen, um ein Auftreten des Reye-Syndroms zu verhindern); versuchen Sie es auch mit Akupressur, Massage und Heilkräutern, die Capsaicin enthalten (zum Beispiel Cayennepfeffer), Ingwer oder Knoblauch.

● **Halsschmerzen:** Lassen Sie prüfen, ob Sie nicht eine Streptokokken-Angina haben. Trinken Sie zur Linderung warme oder heiße Getränke, zum Beispiel Kräutertee mit Honig; lutschen Sie Pastillen mit Menthol, Eukalyptus, Benzocain oder Phenol, um den Bereich etwas zu betäuben und feucht zu halten; sorgen Sie für ausreichende Luftfeuchtigkeit; gurgeln Sie mit einer Salzwasserlösung, damit die Entzündung zurückgeht und schneller abheilt; probieren Sie Kräutermischungen mit Minze oder Thymian aus. Schlimmstenfalls nehmen Sie ein Schmerzmittel.

● **Heiserkeit (Laryngitis):** Gönnen Sie Ihren Stimmbändern etwas Ruhe; sorgen Sie mittels Verdunster, Luftbefeuchter oder »Dampfdusche« für eine feuchte Atemluft; reichlich trinken; nicht rauchen; anästhesierende Pastillen lutschen; Kräutertee mit Honig trinken; gurgeln. Die Heiserkeit kann länger anhalten als die Erkältung selbst, aber wenn sie nach zwei Wochen noch nicht weg ist, sollten Sie auf jeden Fall zum Arzt gehen.

● **Husten mit Auswurf:** Schlafen Sie mit einem Extrakissen, damit der Kopf höher liegt und die »Drainage« besser klappt; husten Sie den Schleim so oft wie möglich in ein Papiertaschentuch ab; lutschen Sie Mentholpastillen (oder andere, die anästhesierend wirken); trinken Sie Kräutertee mit Honig und andere heiße Getränke, die den Schleim lösen.

● **Husten, trockener:** Lassen Sie kontrollieren, ob Sie nicht eine Viruspneumonie haben; reichlich trinken; Pastillen lutschen; gurgeln; nehmen Sie ein Hustensedativum, wenn Sie sonst nachts nicht schlafen können; versuchen Sie's auch mit Kräuterheilmitteln, die Pflanzenschleim enthalten, der eine schützende Schicht im Hals bildet.

● **Kopfschmerzen:** Analgetika alle vier Stunden, je nach Bedarf und Anweisung des Arztes. Wenn die Nebenhöhlen der Auslöser sind: Kalte Umschläge auf die Stirn bis knapp unter die Augen, über dem Oberkiefer; wenn Ihnen warme Umschläge angenehmer sind, machen Sie warme. Versuchen Sie's mit Akupressur, einer »Dampfdusche«, Salzwasserspülungen der Nase; helfen können auch Kräuterheilmittel mit Ephedra, Koffein oder Eukalyptus (nicht in Kombination mit einem abschwellenden Mittel).

● **Müdigkeit:** Ausruhen oder schlafen, bis Sie nicht mehr müde sind. Wenn Ihnen nicht nach Schlafen oder Bett ist, können Sie aufstehen und herumgehen, aber langsamer als normal; trinken Sie Ginsengtee zur Energiesteigerung.

- **Nase, verstopfte:** Schneuzen Sie sich oft, aber behutsam; machen Sie Nasenspülungen mit einer Salzlösung, in einer Spritze aufgezogen oder in ein Sprayfläschchen gefüllt; nehmen Sie ein abschwellendes Mittel, vorzugsweise in Sprayform oder als Nasentropfen, wenn Ihre Beschwerden so groß sind, daß Sie ein Medikament brauchen; wenden Sie jedoch örtlich wirksame Sprays oder Inhalationsmittel nicht länger als drei Tage an; schmieren Sie etwas Mentholsalbe unter die Nase; sorgen Sie für ausreichende Luftfeuchtigkeit in der Wohnung, vor allem im Schlafzimmer; trinken Sie viel (vorzugsweise Warmes). Probieren Sie Pflanzenheilmittel (wenn möglich als heiße Tees), die Ulme, Eukalyptus oder Menthol, Ephedra oder Koffein enthalten.
- **Ohrenschmerzen:** Gehen Sie zum Arzt, denn eventuell haben Sie sich außer Schnupfen oder Grippe eine bakterielle Infektion zugezogen. Sitzen Sie bis dahin möglichst aufrecht, damit Ohrensekrete ablaufen können; gähnen Sie, damit sich die Eustachischen Röhren öffnen, die das Ohr mit dem Rachenraum verbinden; Wärmflasche *nicht* verwenden: Die Blutgefäße erweitern sich durch Wärme (legen Sie statt dessen eine Eispackung auf, damit die Ohrhöhle offen wird); halten Sie Körper und Raumluft feucht; machen Sie eine »Dampfdusche«; nehmen Sie ein entzündungshemmendes, schmerzlinderndes Mittel, damit die Sekretion abnimmt und sich die Schleimhäute zusammenziehen. Probieren Sie Pflanzenheilmittel, die Echinacea enthalten.
- **Schüttelfrost:** Trinken Sie viel (Entwässerung verstärkt Schüttelfrost); ziehen Sie mehrere Kleidungsstücke übereinander an, damit Sie je nach Körpertemperatur etwas aus- oder anziehen können; nehmen Sie Pflanzenheilmittel, die Ingwer oder Capsaicin (im Cayennepfeffer) enthalten.

- **Sinusitis:** Wenn es nach einer bakteriellen Infektion der Nebenhöhlen aussieht, sollten Sie zum Arzt gehen, damit er Ihnen ein Antibiotikum verschreibt. Ansonsten ein Analgetikum nehmen, das den Schmerz lindert und entzündungshemmend wirkt; ein abschwellendes Mittel verwenden; trinken Sie alle ein oder zwei Stunden 0,2 l Wasser oder »dünnen« Fruchtsaft (im Gegensatz zu einem »dicken« Saft, der Schleimstoffe enthält, die den Hals »schmieren« und so ein Ablaufen der Sekretionen verhindern kann); machen Sie Salzwasserspülungen und kalte oder warme Umschläge auf den erkrankten Bereich; halten Sie die Raumluft feucht; probieren Sie »Dampfduschen« und Akupressur; nehmen Sie Pflanzenheilmittel, die Menthol oder Eukalyptus enthalten, und trinken Sie heißen Kräutertee.
- **Übelkeit:** Nehmen Sie ein Medikament auf Wismutbasis (z. B. Bismofalk® oder Jatrar S®), ein Pflanzenheilmittel mit Ingwer oder Pfefferminze; zwingen Sie sich nicht zum Essen (vor allem kein Fett); trinken Sie in kleinen Schlucken klare Flüssigkeiten, die einfache Salze und Zucker enthalten (um Elektrolyte zuzuführen); meiden Sie säurehaltige Säfte von Zitrusfrüchten; schütteln Sie die Kohlensäure bei Sprudelgetränken heraus, damit Ihr Magen nicht noch mehr aufgetrieben wird; trinken Sie Kräutertees.

4. Ein Blick
in die Zukunft

Wird uns das anbrechende 21. Jahrhundert *das* Mittel gegen Schnupfen oder Grippe bringen? Die Forschungsanstrengungen wurden erheblich reduziert, seit 1972 die öffentlichen Mittel für die Entwicklung einer Schnupfenimpfung gestrichen wurden. Virusforscher und Epidemiologen, daneben auch mehrere Pharmakonzerne, verfolgen seither mit Unterstützung privater Geldgeber verschiedene Forschungsansätze. Einige der laufenden Experimente sind zwar vielversprechend (und manche Medikamente sind bereits in der mehrjährigen Versuchsphase), jedoch wird die Suche nach einem Schnupfen- oder Grippemittel durch folgende Faktoren erschwert:

● **Das Geld ist knapp.** Größere Summen stehen für diesen Forschungsbereich nicht zur Verfügung. Und obwohl Schnupfen und Grippe, wenn man die verlorene Arbeitszeit und Behandlungskosten berücksichtigt, uns volkswirtschaftlich gesehen am teuersten zu stehen kommen, werden sie immer noch als »Bagatellkrankheiten« eingestuft. Die Patienten sind nicht bereit, Unsummen für die Behandlung einer Erkältung auszugeben (bei einigen der im Versuchsstadium befindlichen Virostatika schätzt man die Behandlungskosten pro Erkältung auf 250 Dollar).

● **Die Wirkungsdauer der Medikamente ist begrenzt.** Vielversprechende, in der Entwicklung befindliche Schnupfenmittel – Nasensprays zum Beispiel – fallen der Tatsache zum Opfer, daß schnupfen- oder grippegeplagte Menschen sich durchschnittlich alle 15 Minuten schneuzen – und bis heute wird keine Substanz so schnell mit den nasalen Schnupfen- oder Grippesymptomen fertig, selbst bei wiederholter Anwendung nicht.

● **Nebenwirkungen behindern den weiteren Einsatz einiger neuer Medikamente,** die auf die Erkältung oder Grippe selbst gut zu wirken scheinen. Die Leute akzeptieren Nebenwirkungen viel weniger, wenn das Medikament zur Behandlung einer sogenannten Bagatellkrankheit eingesetzt wird.

● **Der Schritt vom Reagenzglas zum realen Leben hat seine Tücken.** Zahlreiche Experimente zur Behandlung von Schnupfen- und Grippesymptomen waren in vitro – im Reagenzglas – sehr erfolgreich, haben aber den Schritt zu klinischen Versuchen am Menschen nicht geschafft.

Ungeachtet dieser negativen Faktoren wird die Schnupfen- und Grippeforschung in den erfolgversprechendsten Bereichen weitergeführt. Mehr Informationen zu den vier wichtigsten Gebieten in der Schnupfen- und Grippeforschung finden Sie im Anhang.

5. Vielversprechende Ansätze in der Schnupfen- und Grippeforschung

---

Wie in Kapitel 4 erwähnt, läßt sich die Schnupfen- und Grippeforschung in vier Hauptbereiche unterteilen, und zwar:

1. Die Entwicklung molekularer Veränderungen, die verhindern, daß Schnupfen- und Grippeviren an menschlichen Zellen andocken oder das Virus selbst unschädlich machen.

Dr. Michael G. Rossmann von der Purdue-Universität gelang kürzlich ein Durchbruch mit der auf Röntgenstrahlenbasis arbeitenden **kristallographischen Darstellung,** mit deren Hilfe die Wissenschaftler das Rhinovirus zum ersten Mal dreidimensional sehen konnten. Dies war ein entscheidender

Schritt zum Verständnis der komplexen Struktur dieses prominentesten aller Schnupfenviren und auch, wie er an den menschlichen Wirtszellen andockt.

Capsidbinder sind in der Entwicklung befindliche Medikamente, die verhindern würden, daß Rhinoviren die Wirtszellen angreifen. Moleküle, die die Rezeptoren an den Zellen in Nase und Hals blockieren, würden es dem Rhinovirus unmöglich machen, in eine menschliche Zelle einzudringen und sie zu verändern. Rossmann arbeitet an der Entwicklung eines Medikaments, das die Hülle der Viruszelle versteift, so daß sie nicht mehr in menschliche Zellen eindringen kann. Diese **»Uncoating«-Hemmstoffe** würden auch das Virusmolekül verändern und so verhindern, daß es an menschlichen Zellen andockt.

Die Firma Merck hat einen **Rezeptorenblocker** getestet, mit ermutigenden Resultaten. Die mit diesem Medikament behandelten und anschließend einem Rhinovirus ausgesetzten Probanden entwickelten ihre Schnupfensymptome einige Tage später als die Kontrollgruppe, und die Symptome waren weniger schwer. Das negative Ergebnis der Versuche war, so berichtete *U.S. News & World Report* am 29. Januar 1990, daß das menschliche Immunsystem das Medikament anschließend abbaute.

Dr. Milton J. Schlesinger von der Universität Washington in St. Louis hat auf der Suche nach einem Mittel gegen den Grippevirus Typ A ein molekulares Peptid entwickelt, das das Grippevirus selbst verändert – nämlich die Bildung der antennenähnlichen Fortsätze verhindert –, so daß es nicht mehr in die Wirtszelle eindringen kann. Derart in seiner Mobilität behindert, kann das Virus dann vom Immunsystem abgetötet werden. Die 1991 durchgeführten Versuche in vitro waren zu

95 Prozent erfolgreich. Schlesinger führt seine Arbeit zum **Peptidblocker** mit teilweiser Unterstützung der National Institutes of Health fort.

Agouron Pharmaceuticals gab im Januar 1994 die Entschlüsselung der Atomstruktur des Enzyms Rhinovirus 3C Protease bekannt, eines der Hauptverursacher einer Erkältung durch Rhinoviren. Man arbeitet derzeit an der Entwicklung eines Virostatikums zur Verhinderung der Replikation dieses Enzyms, das den Schnupfen verursacht.

Dazu werden **Köder-Rezeptorenmoleküle** mittels eines Medikaments in großen Mengen in die Nase eingebracht, die dann das eindringende Virus weglocken und unschädlich machen. Die englische Fachzeitschrift *Nature* berichtete 1990 über eine britisch-amerikanische Studie, bei der mit Erfolg eine synthetische Form des Moleküls aus der menschlichen Nase entwickelt wurde, das ein eindringendes Virus angreift. Bei den Versuchen im Reagenzglas war der synthetische Köder in der Lage, das Virus anzulocken und zu blockieren. Unbeantwortet sind jedoch noch die Fragen, ob der Köder auch nichtvirale Zellen anspricht und ob die Substanz auch außerhalb des klinischen Mediums erfolgreich ist. Die Forscher gehen davon aus, daß entsprechende Versuche nicht vor 1996 beginnen können.

2. Die Entwicklung von Medikamenten, die die Schnupfen- oder Grippesymptome verringern oder beseitigen, wenn das Virus schon im Körper ist.

Alpha-Interferon, eine synthetische Kopie der natürlichen körpereigenen Substanz, die Viren bekämpft und die Immunabwehr stärkt, wurde 1986 zu einem **Nasenspray** entwickelt. Der *Consumer Reports Health Letter* berichtete im Dezember 1990, daß diese Substanz in Versuchen die Verbreitung aller Schnupfenviren um 40 Prozent und die der Rhinoviren um 80 Prozent reduzierte. Allerdings traten die Nebenwirkungen des Interferons – trockene, verstopfte Nase und leichtes Nasenbluten – bei 10 Prozent der Verwender schon nach einer Woche auf, bei bis zu 50 Prozent nach zwei bis vier Wochen. Auch waren die Kosten für das Medikament zu hoch.

Der Virusforscher Dr. Jack M. Gwaltney jr. von der Universität von Virginia testete 1992 in einer kontrollierten Studie eine **antivirale Kombination** von Interferon und zwei entzündungshemmenden Arzneimitteln, Ipratropium und Naproxen. Das Medikament verringerte bei den behandelten Probanden die Ansteckung und linderte die Symptome. Es verhinderte auch die Ausbreitung der Erkältung und bewirkte bei einigen einen leichteren Krankheitsverlauf. Aber, so die Studie weiter: Das Präparat ist derzeit noch zu teuer, um es auf den Markt zu bringen.

Parallele Studien, an denen Gwaltney ebenfalls beteiligt ist, konzentrieren sich auf die Entwicklung einer chemischen Substanz, die von den Nasenzellen freigesetzt wird – die sogenannten Bradykinine – und, so nimmt man an, die Schnupfensymptome verursachen sowie die Aktivität der Schmerzrezeptoren anregen. Ziel der Experimente ist die Entwicklung eines **Bradykinin-Blockers** – eine Substanz, die entweder ihre Freisetzung verhindert oder sie inaktiv macht. Ärzte der Johns-Hopkins-Universität arbeiten mit Gwaltney zusammen an einem Interferon-Nasenspray (NPC 567), das einen Bradykinin-Antagonisten enthält, der Schnupfensymptome hemmt. Wie die Zeitschrift *American Health* im November 1993 berichtete, konnten schwere Erkältungssymptome bei den Versuchen erfolgreich und ohne Nebenwirkungen reduziert werden. Die Zulassung des Medikaments durch die FDA wird in zwei bis drei Jahren erwartet.

3. Die Suche nach erweiterten oder neuen Einsatzmöglichkeiten von bereits zugelassenen Medikamenten zur Behandlung und/oder Vorbeugung gegen Schnupfen und Grippe.

Die National Institutes of Health berichten, daß **Rimantadin,** ein neu auf den amerikanischen Markt kommendes und mit Amantadin (wird derzeit zur Behandlung von Typ-A-Grippe und Viruspneumonie eingesetzt) verwandtes Medikament, ein wirksames Mittel zur Vorbeugung und Behandlung von Typ-A-Grippe ist und, wie es heißt, weniger Nebenwirkungen hat. Forscher untersuchen zur Zeit die Wirksamkeit (und Kosten) für Patienten der Risikogruppen, wenn sie das Medikament während der Grippesaison täglich zur Vorbeugung nehmen.

Forscher der George-Washington-Universität befürworten die tägliche Einnahme von einer **Aspirin**® zur Unterstützung der natürlichen, virusbekämpfenden Immunsubstanzen Interferon und Interleukin-2, die Schnupfen- und Grippesymptome lindern helfen.

Ribavirin® ist ein neues Medikament, das Infektionen der Atemwege bekämpft, indem es die Virus-RNS (RNS = Ribonukleinsäure) unterbricht, die zur Übertragung von Befehlen an die Viruszellen benötigt wird. Ersten Berichten zufolge ist es bei einigen Erkältungen hilfreich, bei anderen Formen von Virusschnupfen oder -grippe möglicherweise nicht so wirksam.

4. Die Entwicklung von Methoden, um die Ausbreitung von Viren zu verhindern.

Der Virologe Dr. Elliott Dick von der Universität von Wisconsin, ein führender Verfechter der Theorie, daß sich Erkältungen durch Tröpfcheninfektion verbreiten, entwickelte vor einigen Jahren ein Papiertaschentuch, das mit einer virustötenden Substanz imprägniert war. Die Ergebnisse der klinischen Versuche waren überzeugend: das **virozide Taschentuch** reduzierte die Verbreitung von Schnupfenviren in der Versuchsgruppe ganz drastisch. Der Hersteller Kimberley-Clark begann dieses Taschentuch mit ihm gemeinsam zu produzieren, aber der Preis – dreimal so hoch wie bei einem Standardprodukt – ließ es auf dem Markt zu einem Flop werden.

Vor kurzem sind die Grippeforscher auf eine zwölf Jahre alte Studie aufmerksam geworden, die besagt, daß einige mutierte virulente Stämme von Grippeviren Virusgene von Vögeln in sich tragen. Menschen können sich bei Vögeln zwar nicht mit Grippe anstecken, aber Schweine (zwangsläufig, sagen Forscher, wo Vogel- und Schweineviren sich mischen und mutieren), und Grippeviren von Schweinen sind auf den Menschen übertragbar (»Schweinegrippe«). Neue, in der Zeitschrift *Discover* vom Juni 1993 veröffentlichte Forschungsergebnisse deuten darauf hin, daß die Virologen sich nun mit der Entwicklung und den Möglichkeiten zur Verabreichung einer **Grippeschutzimpfung für Schweine** beschäftigen.

Woran zur Zeit sonst noch geforscht wird: Das *Journal of the American Medical Association* berichtete am 13. April 1994 über Experimente ohne Medikamente, bei denen an einer Erkältung erkrankte Probanden **erhitzte feuchte Luft** in die

Nasenluftwege bekamen, um zu sehen, ob höhere Temperaturen die Replikation der hitzeempfindlichen Rhinoviren verhindern können. Erste klinische Versuche brachten äußerst positive Ergebnisse, aber es stellen sich noch zu viele Probleme – unter anderem die Tatsache, daß hier keine unbeeinflußten Placebo-Studien möglich sind. Und ein biotechnisches Unternehmen, die Shaman Pharmaceuticals, führt zur Zeit klinische Tests von SP-303 durch, einem Wirkstoff aus einer **krautähnlichen tropischen Pflanze** aus dem Amazonasgebiet, der nach eigenen Aussagen den *Trends in Health Business* gegenüber ein hochwirksames Virostatikum sein soll.

Glossar & Register

Abschwellendes Mittel: Ein Medikament, das dafür sorgt, daß vor allem verstopfte und verschleimte Nasenluftwege wieder durchgängig werden.
→ *Tip 50, 54, 55, 57, 67, 72, 76, 77*

Adstringierendes Gurgelmittel: Eine flüssige Mixtur, die Halsentzündungen lindert, indem sie Blutgefäße und Gewebe zusammenzieht. → *Tip 67*

Aerobe Aktivität: Ausdauersport, der die Leistungsfähigkeit und Belastbarkeit von Herz, Atmung und Kreislauf erhöht, weil der Körper das vermehrte Sauerstoffbedürfnis der Muskeln durch eine erhöhte Aktivität deckt.
→ *Tip 42, 47, 68*

Akupressur: Ein System zur Behandlung gesundheitlicher Probleme, wo mit den Fingerkuppen und Daumen Druck auf Schmerz- oder Nervenpunkte (Meridiane) am Körper ausgeübt und diese stimuliert werden.
→ *Tip 48, 75, 77*

Akupunktur: Ein Therapiesystem, bei dem zur Schmerzlinderung und Wiederherstellung der Gesundheit sehr dünne Nadeln unter die Haut gestochen werden. → *Tip 48*

Allergie: Hypersensibilität oder Überreaktion auf Substanzen wie Blütenpollen, Staub, Nahrungsmittel oder Medikamente. → *Tip 10, 18, 53, 57, 73*

Allicin: Der natürliche, antibakteriell wirkende Inhaltsstoff des Knoblauchs, der entsteht, wenn eine Knoblauchzehe zerdrückt wird und sich das Alliin – die Muttersubstanz – mit dem Enzym Allinase verbindet. Allicin ist eine unbeständige Substanz und wird durch Hitze teilweise inaktiviert. → *Tip 24*

Amantadin: Kurz für Amantadin-Hydrochlorid; ein Medikament zur Vorbeugung und Behandlung von Typ-A-Grippe und bestimmte Formen von Lungenentzündung, das jedoch bei den ersten Anzeichen einer Erkrankung eingenommen werden muß; mit erheblichen Nebenwirkungen verbunden. → *Tip 61*

Aminosäuren: Diese chemischen Verbindungen sind Hauptbestandteile des Protein. Der Körper braucht 20 Aminosäuren, um Protein herzustellen, ein Prozeß, der als Proteinsynthese bezeichnet wird. → *Tip 24, 25, 29, 67*

Analgetikum: Schmerzlinderndes Mittel. → *Tip 50, 53, 54, 72, 77*

Antibakteriell: Gegen Bakterien gerichtet.

Antihistaminikum: Antihistaminkörper, im Organismus vorkommender oder synthetisch hergestellter Stoff, der die Wirkung des Histamins abschwächt oder aufhebt. → *Tip 54, 57.*

Antikörper: Ein von den Lymphozyten im Körper gebildetes Protein, das fremde Substanzen (Antigene) bekämpft oder neutralisiert. Antikörper greifen eindringende Schnupfen- und Grippeviren an und versuchen sie abzutöten. → *Tip 28, 29, 49, 57, 68, 70*

Antioxidantien: Molekulare Substanzen, die eine potentiell schädliche Oxidations-

reaktion einschränken, indem sie die »Freien Radikale« (Molekularteilchen, die durch den Körper wandern und andere Moleküle schädigen) neutralisieren. Oxidationshemmende Wirkung haben unter anderem die Nährstoffe Vitamin C und E, Beta-Karotin und Selen.
→ *Tip 26, 27, 29, 30, 32, 72*

Antipyretikum: Fiebersenkendes Mittel. → *Tip 50, 53*

Antitussivum: Hustendämpfendes Mittel.
→ *Tip 50, 54, 57, 58, 68, 77*

Antiviral: Gegen Viren gerichtet.

Bakterien: Mikroorganismen, die keine Erkältung oder Grippe verursachen, aber manchmal Sekundärinfektionen. → *Tip 7, 10, 58, 62, 63, 66, 67, 72, 77*

Benzocain: Ein anästhesierendes Mittel, aus dem Harz des Benzoebaumes hergestellt oder synthetisiert, das Schmerzen und Juckreiz lindert. Es wird äußerlich angewendet und ist Hauptbestandteil sehr vieler freiverkäuflicher Präparate zur Behandlung von Hautreizungen und Arthritis.
→ *Tip 59, 77*

Biotin: Ein B-Vitamin, wichtig für den Protein-, Kohlenhydrat- und Fettstoffwechsel. → *Tip 29*

Bismutsubsalycilat: Diese aus den Salzen des Metalls Wismut und Salicylsäure hergestellte Substanz ist in vielen freiverkäuflichen Medikamenten enthalten; wird bei Magenverstimmung und anderen entzündlichen Erkrankungen des Magen-Darm-Traktes eingesetzt. Es bildet einen Schutzfilm auf dem betroffenen Bereich, so daß die Entzündung abheilen kann. → *Tip 77*

CDC: Centers for Disease Control and Prevention = amerikanische Beratungseinrichtungen für die Vermeidung und Vorbeugung von Krankheiten.

Desinfektionsmittel: Antiseptisch wirkendes Mittel, das antibakterielle Wirkstoffe enthält, die Bakterien abtöten. → *Tip 1, 5, 9*

Endorphine: Körpereigene Substanzen, die an den Synapsen (d. h. den Berührungsstellen der Grenzflächen zwischen Muskel und Nerv) der Nervenzellen die Weiterleitung der Schmerzinformation blockieren.

Ergänzungsmittel, natürliche: Wirkstoffe bzw. Präparate aus Nahrungsmitteln oder ihren Nebenprodukten, die die Gesundheit in verschiedenster Weise fördern sollen. Sie können den Heilprozeß unterstützen oder auch eine bestimmte Körperfunktion, wie die Verdauung, oder liefern eine Kombination von Nährstoffen (wie Vitamine) und Wirkstoffen. → *Tip 24, 27, 28, 29, 30, 71, 72, 73, 77*

Ernährungspyramide: Die vom amerikanischen Ministerium für Landwirtschaft zur Information der Bevölkerung entwickelte graphische Darstellung der derzeit als wichtig anerkannten Nahrungsmittelgruppen unter Angabe der Portionen, die täglich konsumiert werden sollten, um sich gesund zu erhalten. → *Tip 19, 20*

Expektorantium: Auswurfförderndes, schleimlösendes Mittel. → *Tip 58*

FDA: Food & Drug Administration = amerikanische Lebens- und Arzneimittelbehörde.

Folsäure: Ein B-Vitamin, wichtig für DNS-Synthese, Zellreproduktion und -wachstum. → *Tip 29*

Gelée royale: Ein Honig- und Blütenpollenderivat, besonders reich an B-Vitaminen, enthält auch Vitamin A, C, D, E und eine Vielzahl von Mineralstoffen und Aminosäuren. Stärkt das Immunsystem. → *Tip 25*

Generika, freiverkäufliche: Ohne ärztliches Rezept erhältliche, preisgünstigere Medikamente. → *Tip 51, 52, 53, 56*

»Genetische Ernährung«: Eine 1993 in einem Buch gleichen Titels propagierte Ernährungsform, bei der man seine Ernährung auf die individuellen ererbten (genetischen) und Umweltfaktoren abstimmen soll, um gesund zu bleiben. → *Tip 21*

Ginseng: Wirkstoff einer blühenden Heilpflanze gleichen Namens, deren Wurzel seit Jahrhunderten in pflanzlichen Heilmitteln (unter anderem Tees) verwendet wird, die einen Energieschub bewirken und viele Krankheiten heilen sollen. → *Tip 25, 77*

Histamin: Gewebshormon, das im Körper aus der körpereigenen Aminosäure Histidin gebildet wird (wirkt u. a. gefäßerweiternd und regt die Magensekretation an).

I.E.: Internationale Einheit, eine häufig bei Vitaminen verwendete Maßeinheit, die mit einer biologischen Wirkung einhergeht. Die empfohlene Mindestmenge für Vitamin A ist zum Beispiel 8000 I.E. → *Tip 29, 71*

Immunreaktion: Eine Abwehrreaktion des Körpers auf eindringende Mikroorganismen, Krebszellen, transplantiertes Gewebe und andere Substanzen, die er als »fremd« erkennt. Dabei wird eine Vielzahl von körpereigenen Substanzen aktiviert, um die eindringenden Partikel zu neutralisieren oder abzutöten. → *Tip 18, 26, 29, 34, 35, 38, 40, 57, 70, 71, 72, 74*

Infektion der oberen Atemwege: Der medizinische Fachbegriff für eine Erkältung, deren Symptome sich im allgemeinen auf den Kopfbereich beschränken. → *Tip 67, 72*

Ingwer: Blühende tropische Heilpflanze, deren scharf schmeckende Wurzel seit Jahrhunderten für kulinarische und medizinische Zwecke verwendet wird. Ingwer beruhigt den Magen und wirkt schweißtreibend; soll die Dauer einer Erkältung wirksam verkürzen. → *Tip 25, 77*

Inhalat: Jede – medizinische oder natürliche – Substanz, die durch Einatmen in den Körper aufgenommen wird. Freiverkäufliche Inhalate sind zum Beispiel Nasensprays und -tropfen. → *Tip 12, 55, 56, 66, 76, 77*

Inkubationszeit: Zeit von der Ansteckung bis zum tatsächlichen Ausbruch einer Krankheit.

Interleukine: Eine Gruppe natürlicher körpereigener Proteine, die die Immunreaktion auslösen, indem sie die Bildung von B- und T-Zellen (»Kämpferzellen«), den Ablauf von Entzündungen und Fieber, die Teilung der T-Zellen und das Wachstum verschiedener Zellen beschleunigen.
→ *Tip 38, 40*

Kampfersalbe: Aus Kampfer, einer kristallähnlichen Substanz mit kräftigem Geruch und Geschmack, einem natürlichen Wirkstoff des Kampferbaumes hergestellter Hautbalsam. Dient als mildes Reizmittel, hilft die oberen Atemwege »öffnen«. → *Tip 67*

Kombinationspräparate: Medikamente, die mehr als einen Wirkstoff enthalten (als Mittel für Erkältungen meist freiverkäuflich) und mehrere Schnupfen- oder Grippesymptome gleichzeitig ausschalten oder lindern. → *Tip 54*

Komplikation: Eine meist durch Bakterien verursachte Sekundärinfektion im Anschluß an eine Erkältung oder Grippe, die oft mit einem Antibiotikum behandelt werden muß, bevor man sie ganz beseitigen kann. → *Tip 18, 20, 31, 32, 60, 62, 63, 67, 74*

Kreuzblütler: Gemüse aus der Kohlfamilie, zum Beispiel Brokkoli, Blumenkohl, Rosenkohl und Grünkohl. Sie sind reich an Ballaststoffen und zählen zu den hochwertigsten Lieferanten von phytochemischen Stoffen zur Vorbeugung gegen Darmkrebs, Erkältungen und Grippe. → *Tip 72*

Leukozyten, neutrophile: Chemische Substanzen des Immunsystems, die an den Ort einer Infektion gehen und dort die für eine Infektion symptomatische Entzündung auslösen.
→ *Tip 29, 67*

Luftfeuchtigkeit, relative: Der effektive Anteil an Wasserdampf in der Luft bei einer bestimmten Temperatur im Verhältnis zur maximalen Kapazität der Luft bei dieser Temperatur.
→ *Tip 10*

Lysozyme: Ein Enzym, das Mikroben abtötet und Schleimansammlungen lösen hilft. → *Tip 29*

Massage: Anwendung unterschiedlichster Handgriffe am Körper zur Entspannung, Schmerzlinderung und Stimulation der Körpersysteme. Bekannte Massageformen sind zum Beispiel Shiatsu, Akupressur, Lymphdrainage, Rolfing und Fußreflexzonen-Massage.
→ *Tip 67, 77*

Meditation: Nach innen gerichtete Konzentration, durch die der Meditierende seinen Geist von Gedanken frei macht und sich auf seine Sinne konzentriert; eine Form erlernter Entspannung, die die Ausschüttung von Endorphinen anregt. → *Tip 49*

Meningitis: Hirnhautentzündung, Entzündung der Hirn- und Rückenmarkshäute. → *Tip 60*

Menthol: Ein anästhesierend wirkender Stoff, hergestellt und/oder synthetisiert aus der Pfefferminze, der Schmerzen, Juckreiz und andere Oberflächenreizungen von Haut und Rachen lindert. In vielen freiverkäuf-

lichen Mitteln gegen Husten und Erkältung enthalten.
→ *Tip 59, 67, 68, 77*

Meridiane: Leitungsbahnen im Körper, durch die die Lebensenergie fließen soll; verbinden die verschiedenen Akupressur-/Akupunkturpunkte miteinander.
→ *Tip 48*

Monopräparat: Ein Medikament – rezeptpflichtig oder frei verkäuflich –, das nur ein Symptom angreift oder nur eine bestimmte Wirkung erzielen soll. Ein Hustensedativum ist zum Beispiel ein Monopräparat, denn es soll nur den Husten dämpfen oder beseitigen. → *Tip 54, 68*

Niacin: Auch als Vitamin B_3 bekannt; gehört zu den B-Vitaminen, die die Freisetzung von Energie aus der Nahrung unterstützen und für eine gesunde Haut sorgen. → *Tip 29*

Pantothensäure: Auch als Vitamin B_5 bekannt, ein B-Vitamin, das bei verschiedenen Stoffwechselabläufen eine wichtige Rolle spielt.
→ *Tip 29*

PCHRG: Public Citizen's Health Research Group = amerikanische Verbraucherorganisation für den Bereich Gesundheit.

Pflanzenschleim: Ein natürlicher Inhaltsstoff von Pflanzen, der aufgrund seiner viskosen Eigenschaft einhüllend wirkt und so Entzündungen lindert.
→ *Tip 58, 67, 77*

Phenol, Phenolnatrium: Anästhesierender, also betäubender Wirkstoff, der in vielen freiverkäuflichen Mitteln gegen Halsentzündung enthalten ist.
→ *Tip 59, 77*

Phytochemische Stoffe: Eine erst kürzlich entdeckte Klasse natürlicher Substanzen, die in verschiedenen Obst- und Gemüsesorten vorkommen und die positive Wirkung der enthaltenen Vitamine erheblich verstärken sollen. Es wird zur Zeit untersucht, welche Rolle sie bei der Vorbeugung gegen Krankheiten – von Erkältung bis zu Krebs – möglicherweise spielen. → *Tip 22, 24, 30, 69, 72*

Psychoaktiver Stoff: Ein Stoff, der auf die Seele einwirkt. → *Tip 72*

Pyridoxin: Ein Vitamin, auch als Vitamin B$_6$ bekannt, das über 60 Enzyme im Körper für ihre Arbeit brauchen, darunter auch die, die für den Protein-, Fett- und Kohlenhydratstoffwechsel notwendig sind. → *Tip 29*

Reishi (Shiitake)-Pilze: In der Küche (getrocknet oder in Pulverform) verwendetes natürliches Nahrungsmittel; stärken die Widerstandskraft gegen Virusinfektionen. Sie enthalten eine Substanz, die die Produktion von Interferon anregt. → *Tip 25, 72*

Reizhusten: Ein trockener, abgehackter Husten ohne Schleimauswurf, der deshalb Schnupfen- oder Grippesymptome auch nicht schneller abklingen läßt. Diese Art Husten kann medikamentös behandelt werden, ohne daß der Heilprozeß einer Erkältung beeinträchtigt wird. → *Tip 58, 68, 77*

Retardpräparate: Jedes Medikament, das so konzipiert ist, daß es seine Wirkstoffe über einen längeren Zeitraum hinweg freigibt und sich im Körper verteilt, statt dies sofort zu tun. Die Wirkungszeit soll damit verlängert werden. → *Tip 54*

Reye-Syndrom: Akute, meist tödliche Leber-Hirnerkrankung, vor allem im späten Säuglings- und frühen Kleinkindalter im Anschluß an einen fieberhaften Infekt der Atmungsorgane.

Schleimhaut: Eine dünne Schicht von Gewebszellen, die verschiedene Körperteile auskleidet, unter anderem die Öffnungen der oberen Atemwege; eine Membran, die Schleim abgibt – eine klebrige, schlüpfrige Substanz, die aus Mucin (einem Kohlenhydrat), weißen Blutkörperchen, Wasser und Gewebstrümmern besteht. Bei einer Erkältung oder Grippe sind diese Schleimhäute entzündet. → *Tip 10, 12, 13, 14, 31, 57, 59, 67, 71, 74, 77*

Seetang: Eine bräunliche Meerespflanze, reich an Vitaminen, Mineralstoffen und Spurenelementen; wirkt wie ein Einhüllmittel, beruhigt also, und wird oft zur Linderung von Entzündungen der Nasenluftwege bei Schnupfen oder Grippe eingesetzt. → *Tip 25, 72*

Selbstinfektion: Die selbst herbeigeführte Ansteckung (zum Beispiel mit einem Schnupfen), indem man einen mit Schnupfenerregern besetzten Menschen oder Gegenstand berührt und anschließend die eigene Nase, Augen oder Mund und dadurch die Krankheitskeime auf sich selbst überträgt. → *Tip 1*

Sinusitis: Entzündung der Nasennebenhöhlen. → *Tip 62, 63*

Sole-Nasenspray: Ein nichtmedizinisches Nasenspray aus Salz und Wasser, um die Nasenhöhle zu befeuchten, Allergene und Krankheitskeime auszuspülen. → *Tip 12, 66, 77*

Streptokokken-Angina: Eine bakterielle Infektion des Rachenraums und der Mandeln. Charakteristisch für diese Infektion sind Halsentzündung, Fieber, Schüttelfrost, geschwollene Lymphdrüsen am Hals und, manchmal, Übelkeit und Erbrechen. → *Tip 60, 62, 77*

Sulforaphan: Ein tumorhemmender phytochemischer Stoff, enthalten in Brokkoli, Blumen-, Rosen- und Grünkohl. → *Tip 22*

Systemisch: Den Gesamtorganismus betreffend. Ein orales abschwellendes Mittel wirkt zum Beispiel systemisch, ein Nasenspray hingegen lokal. → *Tip 55*

T-Zellen-Produktion: Wichtige, von Interleukinen ausgelöste Aktivität des Immunsystems, bei dem diese Zellen reproduziert werden, um die eindringenden Krankheitskeime abzutöten oder zu neutralisieren.
→ *Tip 70*

Tannin: Ein natürlicher Inhaltsstoff vieler Tees; eine chemische Substanz, die Blutungen und Durchfall stoppt und dafür sorgt, daß es bei einer Halsentzündung weniger kitzelt im Hals. → *Tip 67, 77*

Thiamin: Auch Vitamin B$_1$ genannt; wichtiger Nährstoff für den Energiestoffwechsel und fast jede Zellreaktion, die im Körper stattfindet – zuständig für die normale Entwicklung, Wachstum, Reproduktion, maximale körperliche Fitneß und gute Gesundheit. → *Tip 29*

Verdunster: Ein Gerät, das heißen oder kalten Wasserdampf in die Luft abgibt, damit die Luft in einem Raum nicht zu trocken wird.
→ *Tip 67, 77*

Viren: Submikroskopische Organismen, die Krankheiten verursachen, unter anderem auch Schnupfen und Grippe. Ein Virus ist ein Parasit, der sich nicht allein reproduzieren kann: Es dringt in eine Wirtszelle ein und requiriert deren genetisches Material, indem es die Molekularstruktur der Wirtszelle aufbricht und damit verschmilzt. Das Virus zerstört die Wirtszelle bei seiner Vermehrung. → *Tip 1, 2, 3, 4, 6, 7, 8, 10, 14, 15, 16, 17, 18, 21, 22, 24, 27, 28, 29, 32, 35, 36, 38, 43, 47, 50, 58, 62, 66, 68, 69, 70, 71, 72, 74*

Vitamin C: Auch als Ascorbat oder Ascorbinsäure bekannt; ein wasserlösliches Vitamin mit stark oxidationshemmenden Eigenschaften. Trägt zur Vorbeugung gegen Krebs und Herzerkrankungen bei, stärkt das Immunsystem, fördert die Wundheilung und hat noch eine ganze Reihe anderer Vorteile für die Gesundheit. → *Tip 22, 25, 26, 27, 29, 30, 32, 69, 71, 72*

WHO: World Health Organisation = Weltgesundheitsorganisation.

Zinkhaltige Tabletten: Mit einem Wirkstoff versehene Tabletten, der den Mineralstoff Zink enthält; soll nach Ansicht mancher Fachleute Schnupfenbeschwerden lindern helfen. → *Tip 70, 71*

Literaturhinweise

[1] BALCH, JAMES F.: Prescription for Nutritional Healing. Avery, Garden City Park, N. Y., 1990

[2] CARPER, JEAN: Nahrung ist die beste Medizin. Econ Verlag, Düsseldorf, 1989

[3] CASTLEMAN, MICHAEL: Cold Cures. Fawcett Columbine Books, New York, 1987

[4] FELTMAN, JOHN (Hrsg.): Prevention's How-To Dictionary of Healing Remedies and Techniques. Rodale, Emmaus/PA, 1992

[5] GACH, MICHAEL REED: Selbsthilfe bei Arthritis und Rheuma. Schmerzfrei und beweglich durch Akupressur, Massage und Dehnübungen. Kösel Verlag, München, 1993

[6] IMPERATO, JAMES PASCAL: What to Do About the Flu. E. P. Dutton, New York, 1976

[7] MILLS, JAMES: Coping with Stress: John Wiley & Sons, New York, 1982

[8] MURRAY, MICHAEL T.: Encyclopedia of Natural Medicine. Prima, Rocklin/CA, 1991

[9] PAULING, LINUS: Vitamin C and the Common Cold. W. H. Freeman, San Francisco, 1970

[10] Public Citizen's Health Research Group (Hrsg): Worst Pills, Best Pills II. PCHRG, Washington, D. C., 1993

[11] SIMOPOULOS, ARTEMIS/ VICTOR HERBERT: Genetic Nutrition. MacMillan, New York, 1993

Die Deutsche Bibliothek –
CIP-Einheitsaufnahme

Inlander, Charles B.:
77mal Schnupfen und Grippe
besiegen / Charles B. Inlander/
Cynthia K. Moran. [Übers. aus
dem Amerikan.: Maria Zybak]. –
2. Aufl. – München; Wien;
Zürich: BLV, 1996
  Einheitssacht.: 77 ways to beat
  colds and flu <dt.>
  ISBN 3–405–14894–4
NE: Moran, Cynthia K.; Inlander,
  Charles B.: Siebenundsiebzigmal
  Schnupfen und Grippe be-
  siegen; Moran, Cynthia K.: Sieben-
  undsiebzigmal Schnupfen und
  Grippe besiegen

Zweite Auflage

BLV Verlagsgesellschaft mbH
München Wien Zürich
80797 München

Titel der englischsprachigen
Originalausgabe:
77 WAYS TO BEAT COLDS
AND FLU

© 1994 by People's Medical
Society, U.S.A.
erschienen bei Walker and
Company, New York

Übersetzung aus dem
Amerikanischen: Maria Zybak

Deutschsprachige Ausgabe:
© BLV Verlagsgesellschaft
mbH, München 1996

Lektorat: Edith Ch. Kiel
Herstellung und Layout:
Sylvia Hoffmann
Gesamtherstellung: F. Pustet,
Regensburg
Einbandgestaltung: Sander &
Krause Werbeagentur, München

Printed in Germany
ISBN 3-405-14894-4

Alles Gute für die Gesundheit

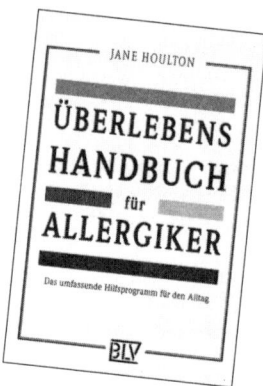

Jane Houlton
**Überlebens-Handbuch
für Allergiker**
Der einzigartig kompetente,
umfassende Ratgeber:
Symptome der verschiedenen
Allergieformen, die verbreitet-
sten Einzelallergene, schul-
medizinische und alternative
Therapiemöglichkeiten.

Dr. med. Karl J. Pflugbeil/
Dr. med. Irmgard Niestroj
**Immun durch
positives Denken**
Gesundheit, die im Kopf
beginnt: der Einfluß von Psyche
und Nervensystem auf die
körpereigenen Abwehrkräfte
und die Möglichkeiten, das
Immunsystem durch die Kraft
der Gedanken positiv zu
programmieren.

Dr. Kenneth H. Cooper
**Die neuen Gesundmacher:
Antioxidantien**
Dr. Coopers revolutionäres
4-Punkte-Programm für mehr
Lebensqualität
Immunsystem stärken – Krebs
vorbeugen – Herzerkrankungen
vermeiden – Altern verzögern
